Dr. rer. nat. Florian Veit

Alkohol, Drogen und Medikamente im Straßenverkehr – Leitfaden zur Begutachtung

Dr. rer. nat. Florian Veit

Alkohol, Drogen und Medikamente im Straßenverkehr – Leitfaden zur Begutachtung

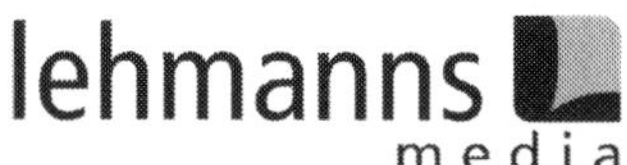

Impressum

Bibliografische Information der Deutschen Nationalbibliothek
Die Deutsche Nationalbibliothek verzeichnet diese Publikation in der Deutschen Nationalbibliografie; detaillierte bibliografische Angaben sind im Internet unter `http://www.dnb.de` abrufbar.

Helmholtzstr. 2-9
10587 Berlin
Umschlag: Bernhard Bönisch

Satz & Layout: LaTeX(Zapf Palatino) Volker Thurner, Berlin
Druck und Bindung: Azymut • Warszawa • Polen
ISBN 978-3-96543-125-6 www.lehmanns.de

Vorwort

Der Sachverständige im Strafverfahren wird im Rahmen der Hauptverhandlung vom Gericht bestellt. Er erstattet sein Gutachten unparteiisch und nach bestem Wissen und Gewissen und soll die vom Gericht und den Verfahrensbeteiligten gestellten Fragen möglichst exakt beantworten. Während die Erwartungen der Verfahrensbeteiligten an gerichtlich bestellte Sachverständige vergleichsweise klar sind, ist die Beantwortung der in der Hauptverhandlung gestellten Fragen einerseits im Einzelfall teils knifflig und bedarf einer guten Vorbereitung. Andererseits sind die Grundlagen der Begutachtung bei Verkehrsstraftaten unter dem Einfluss von Alkohol, Drogen und Medikamenten in vielen Strafverfahren identisch, auch wenn es zahlreiche Variationen beim Tatgeschehen gibt und sehr unterschiedliche Anknüpfungstatsachen bei einer Begutachtung berücksichtigt werden müssen.

Dieses Buch soll hier eine praxisorientierte, kompakte Übersicht an die Hand geben. Inhaltlich werden die Rechte und Pflichten des Sachverständigen im Strafverfahren erläutert, sowie notwendige Informationen zum Konsum von Alkohol, ausgewählten Drogen und Medikamenten zur Verfügung gestellt, damit die zu fordernde präzise Begutachtung gelingt. Ein besonderes Anliegen war es, den umfangreichen Stoff auf ein überschaubares Wesentliches zu reduzieren. Folglich werden nicht alle forensisch relevanten Substanzen und Zusammenhänge genannt, dies hätte zweifellos den Rahmen dieses Buches gesprengt. Vielmehr werden die, aus der Sicht des Autors und nach eigenen Erfahrungen, bei Verkehrsdelikten am häufigsten nachgewiesenen Drogen und Medikamente (neben Alkohol) behandelt. In Ergänzung zu allgemeinen Informationen betreffend die einzelnen Substanzen, werden v. a. deren Auswirkungen auf die Fahrtüchtigkeit und eventuelle Besonderheiten bei der Begutachtung dargestellt. Darüber hinaus können für den Rahmen dieses Buches relevante Gesetzestexte und Gerichtsentscheidungen in Leitsätzen nachgeschlagen werden.

Eine Gerichtsverhandlung verläuft nicht immer nach Plan. Selbst bei optimaler Terminvorbereitung kann vor Gericht plötzlich eine völlig unvorhersehbare Fragestellung relevant werden. Meine Hoffnung ist, dass dieses Buch vor allem den weniger erfahrenen Sachverständigen in den Bereichen der Forensischen Blutalkohologie und der Forensischen Toxikologie eine Hilfestellung bieten kann. Denn genau das soll es ein. Eine Hilfestellung, um einerseits Standardfragen beantworten zu können und um andererseits auch bei möglicherweise weniger häufigen Fragen ein überschaubares kompaktes Nachschlagewerk zur ersten Orientierung zur Hand zu haben.

Die Anregung zu diesem Werk ging von Herrn Prof. Dr. med. Dr. jur. Reinhard Dettmeyer, Direktor des Instituts für Rechtsmedizin der Justus-Liebig-Universität Gießen bzw. des Universitätsklinikums Gießen & Marburg, aus. Bei ihm möchte ich mich für seine Unterstützung und Mitarbeit sowie das in mich gesetzte Vertrauen bedanken. Meiner Kollegin, Frau Annika Nebel und meinem Kollegen Dr. Walter Martz danke ich für wertvolle Verbesserungsvorschläge und hilfreiche Unterstützung.

Ich durfte dieses Buch als Einzelautor schreiben. Daher sind Anregungen und Kritik sowie andere Hinweise jederzeit willkommen.

Gießen, im Frühjahr 2020 Florian Veit

Geleitwort

Straßenverkehrsdelikte in Form des Fahrens unter Alkohol-, Drogen und/oder Medikamenteneinfluss kommen relativ häufig vor. Die betroffenen Fahrerinnen und Fahrer von PKW und LKW, Motorrädern oder – seltener – von Fahrrädern, akzeptieren die Rechtsfolgen, also eine Geldbuße, ein kurzzeitiges Fahrverbot, einen (befristeten) Führerscheinentzug und/oder die obligatorische Teilnahme an einer Medizinisch-Psychologischen Untersuchung (MPU) nicht immer. Teilweise wird bestritten, gefahren zu sein, teilweise wird geltend gemacht, man habe erst nach der Fahrt Alkohol und/oder Drogen konsumiert. Der Tatbestand einer Trunkenheitsfahrt (§ 316 StGB), einer akuten Gefährdung des Straßenverkehrs (§ 315c StGB) und einer Verkehrsunfallflucht (§ 142 StGB) bei möglicherweise stattgehabtem sog. Nachtrunk bzw. erst nach der Tat erfolgtem Drogenkonsum wird dann im Rahmen einer Hauptverhandlung geprüft, im Regelfall vor dem zuständigen Amtsgericht. Die Richter/innen benötigen medizinisch-naturwissenschaftlichen Sachverstand um u. a. zu klären, welche Blutalkoholkonzentration (BAK) bei einer Fahrerin bzw. einem Fahrer während der Fahrt vorlag, ob von einem Blutalkoholwert in einer nach der Fahrt entnommenen Blutprobe auf den Fahrtzeitpunkt rückgerechnet werden darf oder ob eine angegebene Getränkemenge und Getränkeart geeignet ist, die gemessene BAK zu erklären. Trinkmengen, Trinkzeiten und die Getränkeart sind ebenso zu beachten wie andere Aspekte. Sog. Nachtrunkangaben können unter bestimmten Voraussetzungen mit Hilfe einer Begleitstoffanalyse überprüft werden, weil alkoholische Getränke häufig sog. Begleitalkohole unterschiedlicher Art und Konzentration enthalten. Teils plausible, teils weniger plausible Einwendungen sind zu beachten, vom Vorwurf der Blutprobenverwechselung bis zur Behauptung, ein unfallbedingter Blutverlust habe zu falsch hohen Blutalkoholkonzentrationen geführt. Fehlt eine Blutalkoholbestimmung, dann kann es um die Prüfung der Korrektheit eines Atemalkoholmesswertes gehen und/oder um die Prüfung der Behauptung, der Wert müsse von einem benutzten Mundspray stammen. Auch bei dem Konsum von Drogen und Medikamenten soll sachverständig Stellung genommen werden zur Frage der Fahrtüchtigkeit. Immer ist zugleich zu prüfen, ob sich Ausfallerscheinungen bis hin zu Fahrauffälligkeiten der Aufnahme von Alkohol und Drogen zuordnen lassen. Dann müssen im Einzelfall die besonderen Wirkungen einzelner Drogen und Medikamente beachtet werden, aber auch Abbauzeiten, gemessene Konzentrationen und Konsummuster. Schließlich kann es, bei höheren Wirkstoffkonzentrationen und erheblichen Auffälligkeiten im Verhalten auch um die Frage der erheblich verminderten oder aufgehobenen Schuldfähigkeit einer Person gehen (§§ 20,21 StGB).

Herrn Dr. rer. nat. Florian Veit, unserem langjährigen Mitarbeiter in der Abteilung für Forensische Blutalkoholbestimmung und Forensische Toxikologie des Instituts für Rechtsmedizin der Justus-Liebig-Universität Gießen sowie des Universitätsklinikums Gießen & Marburg gebührt deshalb großer Dank, dass er sich der Mühe einer Zusammenstellung und Abfassung dieses inhaltlich kompakten Werkes unterzogen hat. Das vorliegende Buch füllt eine Lücke, es präsentiert die bewährte und an der Rechtsprechung orientierte Begutachtungspraxis und hilft sicherlich gerade auch Berufsanfängern beim Einstieg in diese wichtige gutachterliche Tätigkeit, zumal der Verfasser auf umfangreiche eigene Erfahrungen zurückgreifen konnte.

Gießen, im Frühjahr 2020 Reinhard Dettmeyer

Inhaltsverzeichnis

Abkürzungsverzeichnis

AAK	Atemalkoholkonzentration
ADH	Alkoholdehydrogenase
ALDH	Aldehyddehydrogenase
AMVV	Arzneimittelverschreibungsverordnung
BAK	Blutalkoholkonzentration
BE	Benzoylecgonin
BGA	Begleitstoffanalyse / Bundesgesundheitsamt
BgVV	Bundesinstitut für gesundheitlichen Verbraucherschutz und Veterinärmedizin
BfArM	Bundesinstitut für Arzneimittel und Medizinprodukte
BMI	Body Mass Index
BtMG	Betäubungsmittelgesetz
ca.	circa
CB 1 und 2	Cannabinoid-Rezeptor 1 und 2
CBD	Cannabidiol
CDT	Carbohydrat-defizientes Transferrin
CK	Creatin-Kinase
d. h.	das heißt
DOB	4-Brom-2,5-dimethoxyamphetamin
DOM	4-Methyl-2,5-dimethoxyamphetamin
EDDP	2-Ethyliden-1,5-dimethyl-3,3-diphenylpyrrolidin
EMDP	2-Ethyl-5-methyl-3,3-diphenylpyralin
etc.	et cetera
EtG	Ethylglucuronid
EtS	Ethylsulfat
FeV	Fahrerlaubnis-Verordnung

FSEE	Fettsäureethylester
g	Gramm
γ-GT	Gamma-Glutamyltransferase
HCl	Salzsäure
HWZ	Serumhalbwertzeit
kg	Kilogramm
KG	Körpergewicht
L	Liter
LKW	Lastkraftwagen
MCV	Mittleres korpuskuläres Erythrozyten-Volumen
MDA	Methylendioxyamphetamin
MDE / MDEA	3,4-Methylendioxyethylamphetamin
MDMA	Methylendioxymethamphetamin
ME	Methylecgonin
mg	Milligramm
Min.	Minute / Minuten
ml	Milliliter
MPU	Medizinisch-Psychologische Untersuchung
NPS	Neue psychoaktive Stoffe
NpSG	Neue-psychoaktive-Stoffe-Gesetz
NSO	Neue synthetische Opioide
PEth	Phosphatidylethanol
PKW	Personenkraftwagen
Std.	Stunde / Stunden
StVG	Straßenverkehrsgesetz
THC	Tetrahydrocannabinol
THCA-A	Tetrahydrocannabinolsäure-A
UAK	Urinalkoholkonzentration
UAW	Unerwünschte Arzneimittelwirkungen
v. a.	vor allem
Vol.-%	Volumenprozent
z. B.	zum Beispiel
ZNS	Zentrales Nervensystem

µg	Mikrogramm
%	Prozent
‰	Promille

1 Einleitung

Die Teilnahme am öffentlichen Straßenverkehr als Fahrer eines PKW, LKW, eines Motorrades, eines Fahrrades oder auch als Führer eines Wasserfahrzeuges, selbst einer Pferdekutsche, erfordert zur Gewährleistung der Verkehrssicherheit eine intakte psychische und physische Leistungsfähigkeit, die zunächst als gegeben unterstellt wird. Diese erforderliche Leistungsfähigkeit – oft beschrieben mit den Begriffen „Fahrsicherheit", „Fahrtüchtigkeit" und „Fahrtauglichkeit" – kann in unterschiedlichem Maße durch die Aufnahme von Alkohol, Drogen und Medikamenten, aber auch durch eine Reihe von Erkrankungen (z. B. Bluthochdruck, Diabetes, Augenerkrankungen, Epilepsien usw.) beeinträchtigt sein. Auch wenn die Teilnahme am Straßenverkehr unter dem Einfluss von Alkohol, Drogen und Medikamenten relativ häufig anzutreffen ist, so muss doch im Einzelfall mit der im Strafrecht erforderlichen Sicherheit festgestellt werden, dass der betreffende Verkehrsteilnehmer gerade als Folge des Einflusses konsumierter Substanzen zum Zeitpunkt der Tat nicht in der Lage war, ein Fahrzeug sicher zu führen.

Während der Gesetzgeber bzw. die Gerichte, sachverständig beraten, in der Vergangenheit für den Konsum von Alkohol Grenzwerte festgeschrieben haben, deren Überschreiten rechtliche Konsequenzen hat, ist dies (bislang) für die Aufnahme von Drogen und Medikamenten nicht geschehen bzw. nicht möglich gewesen. Der forensische Sachverständige muss daher in jedem Einzelfall bei Blutalkoholkonzentrationen < 1,10 ‰ und beim Nachweis von Drogen und Medikamenten in Blut- und/oder Urinproben eines Verkehrsteilnehmers zur Überzeugung des Gerichts darlegen, ob eine alkohol-, drogen- und/oder medikamentenbedingte (relative) Fahruntüchtigkeit zum Tatzeitpunkt entweder vorgelegen hat, auszuschließen ist oder bei der gegebenen Beweissituation nicht zweifelsfrei angenommen werden kann.

Diese Tätigkeit als Sachverständiger setzt eine detaillierte Kenntnis der Konsumformen, der Stoffwechselphysiologie und nicht zuletzt der Wirkung von Alkohol, Drogen und Medikamenten voraus. Hinzu kommt die Problematik von Interaktionen der genannten Substanzen, nicht selten sind darüber hinaus kombinierte Wirkungen mit vorbestehenden Besonderheiten (psychische/emotionale Erregung, Müdigkeit, krankheitsbedingte Beeinträchtigungen usw.) zu berücksichtigen.

Dem zeitnahen Nachweis von Alkohol, Drogen und Medikamenten v. a. im Blut kommt, sieht man von Blutalkoholkonzentrationen > 1,10 ‰u ab, derzeit zwar eine Indizwirkung zu, die tatsächliche Beeinträchtigung des Verkehrsteilnehmers wird jedoch von zahlreichen weiteren Parametern bestimmt (Konsumzeitpunkt, Konsumform, individuelle Gewöhnung an die Substanz, Fehlen der erforderlichen Leistungsfähigkeit im Verhältnis zu den aktuellen Anforderungen u. a. m.). Die strengen Beweisanforderungen im Strafverfahren führen dazu, dass Sachverständige bei ihren Berechnungen der Blutalkoholkonzentration (BAK), bei der Annahme von Wirkstoffkonzentrationen und bei der Einbeziehung von beschriebenen Zuständen in ihre Beurteilung (z. B. Fahrverhalten, Unfallhergang, Schilderungen von Polizeibeamten und weiteren Zeugen) nicht spekulativ die für den Beschuldigten bzw. Angeklagten ungünstigste Variante unterstellen dürfen. Es müssen jene Beweisanzeichen vorhanden sein, die nach gesicherten medizinisch-naturwissenschaftlichen Erfahrungssätzen eine aktuelle alkohol-, drogen- und/oder medikamentenbedingte Fahrunsicherheit/Fahruntüchtigkeit belegen.

Während im Vorverfahren (Ermittlungsverfahren der Staatsanwaltschaft) gutachterlich nach Aktenlage Stellung genommen werden kann, werden nicht selten in einer späteren Hauptverhandlung zahlreiche weitere Fakten vorgebracht, die in die Beurteilung der individuellen Fahrsicherheit einzubeziehen sind. In dieser Situation ist eine zielgerichtete Kommunikation des Sachverständigen mit den Verfahrensbeteiligten erforderlich, damit vor der Abgabe eines mündlichen Gutachtens geklärt ist, welche Tatsachen der Sachverständige bei seinem Gutachten als gegeben unterstellen darf. Sind die Fakten als solche streitig, kann das Gericht – das bei einer Hauptverhandlung im Regelfall Auftraggeber des Sachverständigen ist – die anzunehmenden Tatsachen vorgeben, oder auch eine Begutachtung verschiedener Varianten verlangen (z. B. unterschiedliche Nachtrunkangaben, verschiedene Unfallabläufe, Berücksichtigung sich widersprechender Zeugenaussagen etc.). Am Ende der Beweisaufnahme erstellt jedoch der Sachverständige in alleiniger, eigener Verantwortung sein Gutachten (objektiv, neutral, unabhängig). In dieser Situation sollte sich der Sachverständige bewusst sein, dass der/die Angeklagte im Falle einer Verurteilung selbstverständlich Rechtsmittel (Berufung, Revision) einlegen kann; ein Sachverständigengutachten darf und muss daher auch die Überlegung beinhalten, ob das Gutachten im Ergebnis vor der bisherigen Rechtsprechung, also auch im Falle einer Berufung bzw. Revision, Bestand haben wird.

Eine eigentliche „Ausbildung" oder „Weiterbildung" zum gerichtlichen Sachverständigen gibt es nicht. Jede/r, der/die sich anschickt, diese verantwortungsvolle Tätigkeit auszuüben, ist nicht nur auf eine fundierte Sachkenntnis angewiesen, sondern auch darauf, dass ihr/ihm Erfahrungen aus der gutachterlichen Tätigkeit vermittelt werden:

- Welche Anknüpfungstatsachen sind bei welcher Fragestellung zwingend zu fordern?
- Welchen Stellenwert bzw. Indizwert haben einzelne Fakten?
- Welche Fragen sind in welcher Reihenfolge gutachterlich relevant?
- Gibt es eine Begutachtungsstrategie?
- Wie werden zahlreiche Anknüpfungstatsachen gutachterlich in Abhängigkeit von der Fragestellung so zusammengeführt, dass eine für alle Verfahrensbeteiligten nachvollziehbare, medizinisch-naturwissenschaftlich begründete und zugleich juristisch tragfähige Begutachtung erfolgt?
- Welche Einlassungen von Angeklagten, aber auch Strafverteidigern, sind als alternative Erklärung für ein ungewöhnliches (Fahr-)Verhalten relativ häufig?

Die nachfolgenden Ausführungen zur Problematik der Verkehrsteilnahme unter dem Einfluss von Alkohol, Drogen und Medikamenten sollen die medizinisch-naturwissenschaftlichen für die Sachverständigentätigkeit grundlegenden Informationen vermitteln, aber auch – zur eigenen Orientierung – die rechtlichen Rahmenbedingungen aufzeigen, die für die Arbeit als (gerichtlicher) Sachverständiger gelten und Antworten geben auf häufigere Sachverhaltskonstellationen bzw. Einlassungen vor Gericht.

2 Die Position des Sachverständigen im Strafverfahren

Eine gesetzliche Definition des „Sachverständigen" gibt es nicht. Ein Sachverständiger ist eine

„ ... natürliche Person, die auf einem abgrenzbaren Gebiet der Geistes- oder Naturwissenschaften, der Technik, der Wirtschaft, der Kunst oder in einem sonstigen Bereich über überdurchschnittliche Kenntnisse und Erfahrungen verfügt und diese besondere Sachkunde jedermann auf Anfrage persönlich, unabhängig, unparteilich und objektiv zur Verfügung stellt."[13]

Für den Sachverständigen gilt: Er ist „Helfer des Gerichts", erstattet sein Gutachten unparteiisch und nach bestem Wissen und Gewissen und soll die gerichtlich gestellten Fragen möglichst exakt beantworten. Der Sachverständige muss im Strafverfahren, wenn er die Begrenztheit der gegebenen Fragestellung erkennt, dass Beweisthema sprengen und Stellung nehmen, er soll sich aber nicht zu Rechtsfragen äußern, keine Mutmaßungen und Unterstellungen von sich geben und er muss Kompetenzüberschreitungen vermeiden.[12]

Ein Sachverständiger ist nach entsprechender Ernennung zum Sachverständigen zur Erstattung des Gutachtens verpflichtet (§§ 407 ZPO, 75 StPO). Zum Sachverständigen wird, wer entweder persönlich angeschrieben bzw. zur Hauptverhandlung geladen wird, wer unwidersprochen als (alleiniger) Gutachter ein Gutachten tatsächlich erstattet hat und/oder wer in der öffentlichen Hauptverhandlung unwidersprochen als Sachverständiger tätig wird.

In der Praxis erfolgt die Ladung zu einer Hauptverhandlung in Verkehrsstrafsachen, bei denen eine Begutachtung zum Fahren unter

Alkohol, Drogen und/oder Medikamenten erforderlich ist, nicht selten adressiert an den Institutsleiter eines Instituts für Rechtsmedizin bzw. an dessen „Vertreter im Amt". Soweit dieser dann nicht selbst als Sachverständiger tätig wird, obliegt ihm im Rahmen seiner Organisationsverantwortung und ggf. in Absprache mit dem Gericht die Benennung eines qualifizierten Sachverständigen. Ein Sachverständiger kann die Übernahme der Sachverständigentätigkeit im Einzelfall verweigern, muss dann aber anerkannte Verweigerungsgründe geltend machen (z. B. Arbeitsüberlastung oder sonstige – auch persönliche – triftige Gründe). Die Zurückweisung eines Gutachtenauftrages muss unverzüglich (ohne schuldhaftes Zögern) mitgeteilt werden, andernfalls kann der Verstoß gegen die Pflichten als beauftragter Gutachter als Ordnungswidrigkeit mit einem Bußgeld geahndet werden. Grundsätzlich ist bei erheblicher Zeitverzögerung und dadurch entstandenem Schaden bei einer beteiligten Partei auch an eine Haftung des gerichtlichen Sachverständigen (§ 839a BGB) zu denken. Wird der Gutachtenauftrag übernommen, so ergeben sich für den Sachverständigen eine Reihe von Pflichten:[13]

- Ist eine umfangreichere Vorbereitung auf die Hauptverhandlung vor Gericht erforderlich (Aktendurchsicht, Literaturrecherche etc.), so sollte dies wegen der entstehenden Kosten vorab mit dem Gericht geklärt werden
- Pünktliches Erscheinen vor Gericht zur Hauptverhandlung
- Bereithalten von aktuellem Fachwissen
- Beschaffung bzw. im Rahmen der Beweisaufnahme Erfragung relevanter Tatsachen
- Eigenverantwortliche und persönliche Erstattung des Gutachtens
- Exakte Beantwortung der gerichtlich gestellten Fragen
- Sachliche Auseinandersetzung mit anderen bzw. abweichenden Ansichten
- Objektive, neutrale und unparteiische Erstellung des Gutachtens

Vom Sachverständigen wird neben persönlicher Integrität und wirtschaftlicher Unabhängigkeit auch erwartet, dass er sein Gutachten zeitgerecht erstellt und vorlegt. Als „Todsünden“ des Sachverständigen werden genannt:

- Fachliche Eitelkeit
- Unzulässige Delegation der Verantwortung
- Unzulässige Amtsermittlung nach Art eines „Hilfssheriffs“
- Überforderung des Verständnisses der Verfahrensbeteiligten
- Unzulässige Ausflüge in rechtliche Fragen
- Irreführende Gutachten

Insbesondere ist eine Diskrepanz zwischen vorherigen Ausführungen und der abschließenden Zusammenfassung nicht zulässig, vielmehr sollen die vorgeschalteten Darlegungen als selbstverständliche Grundlage des Begutachtungsergebnisses logisch zu der (abschließenden) Zusammenfassung führen.

Die Strafprozessordnung (StPO) enthält eine Reihe von Regelungen zur Arbeit des (gerichtlichen) Sachverständigen, bis hin zur Möglichkeit der Vereidigung.

2.1 Regelungen in der Strafprozessordnung

Zum Sachverständigen in Strafverfahren finden sich Regelungen in der Strafprozessordnung. So kann der Sachverständige im Strafverfahren ebenso vereidigt werden (§§ 74, 83 Abs. 2, 161a StPO) wie im Zivilverfahren (gem. § 410 Abs. 1 S. 2 ZPO). Ein Sachverständiger kann von Verfahrensbeteiligten abgelehnt werden. Das Ablehnungsrecht steht der Staatsanwaltschaft, dem Privatkläger und dem Beschuldigten bzw. Angeklagten zu, § 74 Abs. 2 S.1 StPO; Ablehnungsanträge seitens der Staatsanwaltschaft sind seltener und als potentielle Beschränkung von Verteidigerrechten rechtsstaatlich bedenklich.[12] Als gesetzliche Ausschließung eines Sachverständigen ist § 87 Abs. 2 S. 3 StPO zu nennen, danach darf der behandelnde

Arzt nicht als Sachverständiger zur Durchführung einer Obduktion benannt werden.

2.2 Befangenheit bei Sachverständigen

Der (gerichtliche) Sachverständige kann grundsätzlich wegen Befangenheit abgelehnt werden. Bei den Befangenheitsgründen wird auf die im Gesetz genannten Befangenheitsgründe gegen Richter verwiesen, d. h. ein Sachverständiger kann aus denselben Gründen abgelehnt werden wie ein Richter *(BGH, Urt. v. 10.04.1990, StV 90, 389)*. Im Grundsatz gilt:

Befangenheit ist dann gegeben, wenn bei verständiger Würdigung – nach dem Beurteilungsmaßstab eines vernünftigen Menschen – vom Standpunkt des Ablehnenden, also aus der subjektiven Sicht der ablehnenden Prozesspartei (des Angeklagten), ein Misstrauen gegen die Unparteilichkeit des Sachverständigen gerechtfertigt erscheint.

Wirksame Ablehnungsgründe sind: verwandtschaftliche Beziehungen, berufliche Beziehungen, Freundschaften, Feindschaften, wirtschaftliche und wissenschaftliche Konkurrenz, unbesonnene Erklärungen über den Prozessausgang gegenüber Dritten, einseitige Beschaffung von Untersuchungsmaterial von einer Partei, ohne die andere zu beteiligen *(OLG München, OLG Report 1997, 10)*, unbedachte Sympathie- oder Antipathieäußerungen hinsichtlich einer Partei, auffällige Mimik oder Gestik einer der Parteien gegenüber.

Unwirksame Ablehnungsgründe sind: übliche Gutachtertätigkeit eines Klinikarztes für Versicherungsträger (es sei denn, der Arzt war vorprozessual in der konkreten Sache tätig), Gutachtertätigkeit im Zivilprozess, wenn der Sachverständige im parallelen Strafverfahren im Auftrag der Staatsanwaltschaft tätig war, im Rechtsmittelverfahren, wenn der Sachverständige bereits in der Vorinstanz als Sachverständiger auftrat, bei lediglich behaupteter mangelnder sachlicher Qualifikation des Sachverständigen.

Scharfe Attacken und Angriffe gegen den Sachverständigen – auch persönlicher Art – eines der Prozessbeteiligten sind ebenfalls kein Befangenheitsgrund, es sei denn, der Sachverständige erklärt sich selbst für befangen hinsichtlich der weiteren sachlichen Erfüllung seiner Aufgabe.

Als sog. absolute Ablehnungsgründe gelten: Verfahren, in denen der Sachverständige selbst Partei ist und/oder Verfahren in denen der Ehegatte bzw. solche Personen, mit denen der Sachverständige in gerader Linie verwandt oder verschwägert ist, als Verfahrensbeteiligte anzusehen sind. Auch kommt eine Sachverständigentätigkeit nicht in Betracht, wenn in einem Strafverfahren der Sachverständige selbst durch die Straftat verletzt ist.

2.3 Die Haftung des gerichtlichen Sachverständigen

Im BGB wurde mit § 839a BGB eine Regelung zur Haftung des gerichtlichen Sachverständigen eingeführt:

§ 839a BGB [Haftung des gerichtlichen Sachverständigen]

(1) *Erstattet ein vom Gericht ernannter Sachverständiger vorsätzlich oder grob fahrlässig ein unrichtiges Gutachten, so ist er zum Ersatz des Schadens verpflichtet, der einem Verfahrensbeteiligten durch eine gerichtliche Entscheidung entsteht, die auf diesem Gutachten beruht.*

(2) *§ 839 Abs. 3 ist entsprechend anzuwenden.*

Daneben sind auch Ansprüche nach allgemeinem Deliktsrecht denkbar, je nachdem, ob der Sachverständige beeidigt oder unbeeidigt geblieben ist: Der beeidigte Sachverständige haftet nach § 823 Abs. 2 BGB i.V.m. §§ 154, 163 StGB für jeden Vermögensschaden bereits bei fahrlässiger Falschbegutachtung. Der unbeeidigte Sachverständige haftet – da § 410 ZPO kein Schutzgesetz i.S.d. § 823 Abs. 2 BGB ist *(OLG Düsseldorf NJW 1986, 2891)* – für Vermögensschäden erst bei vorsätzlicher Falschbegutachtung (§ 826 BGB) *(OLG Hamm NJW-RR 1998, 1686).* Im Übrigen trifft ihn nur eine Haftung für die Verletzung absoluter Rechte (§ 823 Abs.1 BGB), die von der Rechtsprechung auf die vorsätzliche und grob fahrlässige Falschbegutachtung beschränkt wird (BVerfGE 49, 304; OLG Schleswig NJW 1995, 791). Mit dem § 839a BGB soll der Unterschied zwischen der Haftung des beeidigten und des nicht beeidigten gerichtlichen Sachverständigen beseitigt werden. Mit der Regelung soll auch dem Umstand Rechnung getragen werden, dass der Rückgriff auf den Sachverständigen für den in einem Rechtsstreit aufgrund eines falschen Sachverständigengutachtens Unterlegenen oft die einzige Möglichkeit ist, materielle Gerechtigkeit zu erlangen. Dies birgt die Gefahr, dass rechtskräftig abgeschlossene Prozesse im Gewand des Sachverständigenhaftungsprozesses neu aufgerollt werden. Dieses Risiko hat sich aber nach in Kraft treten des § 839a BGB nicht realisiert.[10]

3 Alkohol und die Teilnahme am Straßenverkehr

Im Folgenden soll sowohl auf die forensische (d. h. auch gerichtliche), als auch auf die klinische Blutalkoholbestimmung eingegangen werden. Die wesentlichen Unterschiede liegen in den Anforderungen an die Analytik.

3.1 Die BAK-Bestimmung für klinische Zwecke

Die Einschätzung des Grades einer Alkoholintoxikation für klinische Zwecke bedarf keiner BAK-Bestimmung, die zwei Stellen hinter dem Komma berücksichtigt, wie dies bei der Messung für forensische Zwecke gefordert wird. Für den Kliniker ist in erster Linie die Größenordnung (z. B. 1,0 ‰, 2,0 ‰, 3,0 ‰ oder höher) von Interesse, wobei in Einzelfällen natürlich auch eine engere Unterteilung erwünscht sein kann.[15]

Viel wichtiger als eine klinisch meist wenig relevante Exaktheit der Werte, ist in der Regel ein flankierendes Screening auf weitere Substanzen, da die Erfahrung lehrt, dass in sehr vielen Fällen zusätzliche Fremdstoffe eingenommen wurden, die entweder gegenüber dem Alkohol als Hauptnoxe einzustufen sind oder zumindest einen toxikologisch relevanten Interaktionspartner darstellen. Dies gilt praktisch für alle zentral wirksamen Stoffe, also z. B. viele Schmerz-, Beruhigungs- und Betäubungsmittel, für die immunchemische Nachweisverfahren zur Verfügung stehen.

Geringe Blutalkoholkonzentrationen können auch im Bereich der Überwachung alkoholkranker Patienten von Bedeutung sein, wenn es um den Nachweis totaler Abstinenz geht. Ein weiterer Anwendungsbereich für die klinische Blutalkoholbestimmung ist das Monitoring der Ethanoltherapie im Rahmen der Behandlung einer Methanol- bzw. Ethylenglykolvergiftung.

Vor allem bei Unfällen im verkehrs- und arbeitsmedizinischen Bereich können auch Messergebnisse im klinischen Bereich forensisch relevant werden. In diesen Fällen ist nicht selten die Frage der Validität einer BAK-Bestimmung zu beantworten.

Zur BAK-Bestimmung für forensische Zwecke (also nach den Richtlinien des früheren Bundesgesundheitsamtes (BGA)) sollte daher eine gesonderte Blutprobe mit geeigneten Entnahmesystemen entnommen und verschlossen bei etwa +4 °C (aber nicht tiefgefroren) gelagert werden. [15]

Im Rahmen der Behandlung alkoholisierter Patienten ist jedoch auch nach Bestimmung der BAK in der Klinik bei der Weitergabe von Ergebnissen an Dritte die ärztliche Schweigepflicht (gilt auch für nichtärztliches Personal) zu beachten (siehe § 203 StGB). Ärzte und deren Mitarbeiter sollten mit eigenen Äußerungen zur Alkoholisierung eines Patienten aber auch aus anderen Gründen zurückhaltend sein:

Cave:

(a) **Auch bei fehlender „Alkoholfahne" kann z. B. bei bewusstlosen Patienten eine Alkoholintoxikation vorliegen.**

(b) **Eine BAK kann nicht immer ohne Weiteres einer bestimmten Symptomatik zugeordnet werden.**

zu (a): Eine Alkoholfahne kann trotz hoher Blutalkoholkonzentrationen fehlen, bei:

- Konsum von reinem Alkohol (geringer Eigengeruch)
- Fehlen von Aromastoffen
- oberflächlicher Atmung des Patienten

- Beeinträchtigung des Riechvermögens des Beobachters durch Erkältungskrankheiten oder andere Einschränkungen[15]

Andererseits kann bereits durch den Genuss geringer Alkoholmengen (z. B. eines Schluckes Bier) unter Umständen eine starke Alkoholfahne hervorgerufen werden.

zu (b): Zuordnungstabellen (siehe **Tabelle 3.1**) können zwar zur Orientierung hinsichtlich des Zusammenhanges zwischen BAK (bzw. Serumalkoholkonzentration) und den häufig zu erwartenden Ausfallerscheinungen (Leistungseinbußen) herangezogen werden. Es müssen jedoch immer mehr oder weniger große Abweichungen in Betracht gezogen werden.[15][38]

Tabelle 3.1: **Häufig beobachtete Stadien der Alkoholwirkung***

Blut [g/kg, ‰]	**Serum** [g/L]	**Stadium der Alkoholisierung**	**Symptome**
0–0,5	0–0,6	----	meist klinisch keine auffälligen Veränderungen (außer bei Intoleranz)
0,5–1,5	0,6–1,8	Leichte Trunkenheit	Euphorie, Kritikschwäche, Nachlassen der Aufmerksamkeit und Konzentrationsfähigkeit, Antriebsvermehrung, Rededrang, leichte Gleichgewichtstörung, Pupillenreaktion verlangsamt, Drehnystagmus verlängert, Spinalreflex abgeschwächt
1,5–2,5	1,8–3,0	Mittlere Trunkenheit	Symptome von Stadium 2, verstärkt, dazu Sehstörungen, Gehstörungen, Distanzlosigkeit, Uneinsichtigkeit
2,5–3,5	3,0–4,2	Schwere Trunkenheit	starke Geh- und Sprechstörungen (Torkeln, Lallen), zunehmende psychische Verwirrtheit, Orientierungsstörungen, Erinnerungslücken, Werte ab 3,0 können als eigenständige Todesursache gelten
über 3,5	über 4,2	Schwerste Trunkenheit	unmittelbare Lebensgefahr, Bewusstsein meist stark getrübt bis aufgehoben, "alkoholische Narkose", Reflexlosigkeit, Gefahr der Aspiration von Erbrochenem und des Erstickens in hilfloser Lage, Tod durch Unterkühlung oder Atemlähmung

* modifiziert nach [15][64]

Cave:

Die klinische Symptomatik ist individuell unterschiedlich und wird unter anderem durch Alter, Geschlecht, Konstitution, Ermüdung, Ethanolgewöhnung, Anflutungs- oder Eliminationsphase, interagierende Medikamenten- und Drogenwirkungen, Stoffwechselentgleisungen, Schädel-Hirn-Traumata und anderes mehr beeinflusst.

Klinisch-chemisch können metabolische Acidose, Hyperlaktatämie, Erhöhung der Serum-Osmolalität, Hyperurikämie, erhöhte Aktivitäten der Serumenzyme γ-GT und CK und Hypoglykämie zusätzliche laborchemisch fassbare Auswirkungen der schweren Ethanolintoxikation sein.[15]

3.2 Die BAK-Bestimmung für forensische (gerichtliche) Zwecke

Nach den „Richtlinien für die Blutalkoholbestimmung für forensische Zwecke" des BGA aus dem Jahr 1966 (in der Folge mehrfach dem Fortschritt in Wissenschaft und Technik angepasst), sind prinzipiell vier Einzelmessungen mit zwei unterschiedlichen Messverfahren (meist Gaschromatographie oder ADH-Verfahren) durchzuführen, deren Mittelwert, auf zwei Dezimalstellen abgerundet, die BAK ergibt. Präzision und Richtigkeit der Messungen werden permanent mittels kommerziell hergestellter Kontrollproben bekannten Gehalts überwacht. Zur externen Qualitätskontrolle sind weiterhin Ringversuche vorgeschrieben, die u. a. von der Gesellschaft für Toxikologische und Forensische Chemie (GTFCh) durchgeführt werden.

Forensische Fragestellungen bezüglich der festgestellten BAK beziehen sich häufig auf die Beurteilung des Messwertes hinsichtlich der Fahrtüchtigkeit und /oder der Schuldfähigkeit einer Person.

3.3 Begriffe und Grenzwerte

Bei der Begutachtung alkoholisierter Verkehrsteilnehmer finden definierte Begriffe ebenso Anwendung wie teils wissenschaftlich, teils rechtlich begründete Grenzwerte. Zunächst sind folgende Begriffe zu unterscheiden:

Fahreignung (syn. Fahrtauglichkeit): Zeitlich stabile, von aktuellen Situationsparametern unabhängige Fähigkeit zum Führen eines Kraftfahrzeugs im Straßenverkehr, im Sinne eines Persönlichkeitsmerkmals, einer Disposition.[2] Bedeutsam sind dabei u. a.:

- Eigenschaften der Persönlichkeit
- Psychophysische Leistungsfunktionen
- Trainierte Geschicklichkeit
- Vorbestehende Erkrankungen (z. B. eine Epilepsie)

Fahrsicherheit (syn. Fahrtüchtigkeit): Konkrete, situations- und zeitbezogene Fähigkeit zum Führen eines Kraftfahrzeuges. Durch äußere Faktoren und Beeinträchtigungen des Fahrers rasch veränderbar. Nach ständiger Rechtsprechung ist ein Kraftfahrer *fahrunsicher*

> *„ ... wenn seine Gesamtleistungsfähigkeit, besonders infolge Enthemmung sowie geistig-seelischer und körperlicher (psycho-physischer) Leistungsausfälle, so weit herabgesetzt ist, dass er nicht mehr fähig ist, sein Fahrzeug im Straßenverkehr eine längere Strecke, und zwar auch bei plötzlichem Auftreten schwieriger Verkehrslagen, sicher zu steuern.“*[72]

BAK und „absolute“ sowie „relative“ Fahruntüchtigkeit:

a) *„absolute Fahrunsicherheit/Fahruntüchtigkeit“* = BAK $\geq$ *1,10* ‰

b) *„relative Fahrunsicherheit/Fahruntüchtigkeit“* = BAK *0,30–1,09 ‰* inkl. zusätzlicher Beweisanzeichen dafür, dass *„der Kraftfahrer in seinen Funktionen derart beeinträchtigt ist, dass er über längere Strecken schwierige Verkehrssituationen nicht mehr sicher meistern kann“*, z. B. Fahrfehler, Verhaltensauffälligkeiten.[72]

Die Beurteilung der relativen alkoholbedingten Fahruntüchtigkeit – also bei Promillewerten zwischen 0,30 ‰ und 1,09 ‰ – erfolgt im Rahmen einer gutachterlichen Gesamtbetrachtung, bei der die unterschiedlichen Anknüpfungstatsachen eine unterschiedlich hohe Indizwirkung haben.

Im Grundsatz gilt: Je näher die BAK sich dem Wert von 1,09 ‰ nähert, desto geringer sind die Anforderungen an zusätzliche Anknüpfungstatsachen bzw. an alkoholbedingte Ausfallerscheinungen, je geringer die BAK, desto deutlicher müssen sonstige alkoholbedingte Auffälligkeiten sein, bevor eine alkoholbedingte relative Fahruntüchtigkeit bejaht werden darf.

Die Grundlagen zur Beurteilung der alkoholbedingten relativen Fahruntüchtigkeit sind im Folgenden genannt:

- Indizwirkung der Höhe der gemessenen oder errechneten BAK
- Angaben im polizeilichen sog. „Torkelbogen“
- Angaben im „Protokoll und Antrag zur Feststellung von Alkohol und Drogen im Blut“ (Art des Verkehrsdeliktes, u. U. weitere Straftaten etc.)
- Ärztliche Feststellungen bei der Blutentnahme, u. a. Ergebnisse der sog. Koordinationstests, ärztliche Graduierung des Trunkenheitsgrades etc.
- Zusammenfassende Beurteilung des psycho-physischen Leistungsbildes
- Zusätzliche Anknüpfungstatsachen – psychomotorische Ausfallerscheinungen – vor, während und nach der Tat (häufig gemäß Zeugenaussagen)
- Zustandsbild bei der Tat

- Alkoholtypizität des Unfallgeschehens (z. B. Geschwindigkeitsunfall, Kurvenunfall etc.)
- Weitere Faktoren (z. B. Anflutungswirkung bei sog. Schlusssturztrunk)

Teils wissenschaftlich begründete, teils rechtlich verankerte BAK-Grenzwerte können **Tabelle 3.2** entnommen werden.

Tabelle 3.2: **Bedeutsame BAK-Grenzwerte***

Grenzwert	Bedeutung
> 0,0 ‰	Absolutes Alkoholverbot für Fahranfänger gem. § 24c StVG in der Probezeit (§ 2a Abs. 1 StVG) oder vor Vollendung des 21. Lebensjahres
ab 0,3 ‰	Verurteilung wegen alkoholbedingter relativer Fahruntüchtigkeit grundsätzlich möglich, falls Ausfallerscheinungen vorliegen (im Zusammenhang mit § 315c Nr.1a Var. 1 StGB, § 316 StGB)
ab 0,5 ‰ oder 0,25 mg/l AAK	Ordnungswidrigkeit gem. §§ 24a, 25 Abs.1 S.2 StVG, die mit Geldbuße und Punkteintrag im Verkehrszentralregister geahndet wird. Liegen Ausfallerscheinungen vor, kommt auch eine Verurteilung wegen alkoholbedingter relativer Fahruntüchtigkeit mit Entzug der Fahrerlaubnis und Geldstrafe, u. U. auch Freiheitsstrafe in Betracht
ab 1,1 ‰	Grenzwert der sog. absoluten alkoholbedingten Fahruntüchtigkeit. Ausfallerscheinungen müssen nicht mehr nachgewiesen werden, Entzug der Fahrerlaubnis und Geldstrafe, u. U. auch Freiheitsstrafe; vgl. § 315c Nr.1a Var.1, § 316 StGB u. a. für Kfz und Schiffe
ab 1,3 ‰	Absolute Fahruntüchtigkeit für Sportbootfahrer
ab 1,6 ‰	Absolute Fahruntüchtigkeit für Radfahrer und Fahrer von Leichtmofas (Strittig: Inline-Skater, Rollstuhlfahrer) Im Regelfall verlangt die Fahrerlaubnisbehörde vor Wiedererteilung der Fahrerlaubnis eine Medizinisch-Psychologische Untersuchung (MPU)
ab 2,0 ‰	Prüfung der Voraussetzungen des § 21 StGB (alkoholbedingt erhebliche Beeinträchtigung der Schuldfähigkeit naheliegend (BGH StV 1996, 478), aber nicht zwingend (BGH StV 1997, 460)
ab 2,5 ‰	Verminderte Schuldfähigkeit gem. § 21 StGB besonders naheliegend (BGH NJW 1989, 1044), Schuldunfähigkeit gem. § 20 StGB grundsätzlich möglich; der Sachverständige soll – wenn möglich - seinerseits positiv darlegen, dass eine erhebliche Beeinträchtigung der Einsichts- und Steuerungsfähigkeit im Sinne des § 21 StGB nicht gegeben ist, sonst ist § 21 StGB im Regelfall nicht auszuschließen
ab 3,0 ‰	Prüfung der Voraussetzungen des § 20 StGB (alkoholbedingte Aufhebung der Schuldfähigkeit möglich; BGH MDR 1986, 270); wenn § 20 StGB nicht gegeben oder ausgeschlossen, dann § 21 StGB prüfen, sonst kann § 323a StGB – Vollrausch – zur Anwendung kommen.
ab 3,3 ‰	Selbst bei Tötungsdelikten häufig Schuldunfähigkeit gem. § 20 StGB gegeben; wenn § 20 StGB gegeben oder nicht ausgeschlossen ist, dann kann § 323a StGB – Vollrausch – zur Anwendung kommen.

* modifiziert nach G. Berghaus, H. Grass[6][55]

3.3.1 Dimensionen der BAK und Umrechnungsfaktoren

Im forensischen Bereich erfolgt die Angabe der BAK in g (Ethanol)/kg (Vollblut). Sie entspricht der üblichen Angabe in Promille (‰). In der Regel findet die Bestimmung der BAK jedoch im Serum statt. Entsprechend des Verteilungsverhältnisses des Wassers zwischen Serum und Vollblut erfolgt die Umrechnung durch Division mit 1,20.

Falls Werte (z. B. bei Serum-Kalibratoren) von g/l in g/kg umgerechnet werden müssen, sind die spezifischen Gewichte (Dichte) von Vollblut bzw. Serum zu berücksichtigen. Diese betragen für Serum etwa 1,03 kg/l [22] (die Deutsche Gesellschaft für Klinische Chemie (DGKC)) schlägt einen Faktor von 1,026 für die Umrechnung vor) und für Vollblut etwa 1,06 kg/l. Für Serum ergibt sich bei der Umrechnung aus g/l in g/kg und weiter in die Alkoholkonzentration im Vollblut folglich ein kombinierter Divisor von 1,236 (1,03 x 1,20).

Für die Umrechnung von g/kg („Gewichtspromille" bzw. „forensische Promille") in die in der klinischen Chemie allgemein übliche Einheit g/l gilt demnach:

$$\frac{g}{kg} \times 1,03\frac{kg}{l} = \frac{g}{l}$$

Will man dagegen von der Einheit g/l in die „gerichtsverwertbare" Einheit Promille (g/kg) umrechnen (BAK im Vollblut), so ist der g/kg-Wert wie folgt zu berechnen:

Beispiel Serum:

$$\frac{g}{l} \div 1,236\frac{kg}{l} = \frac{g}{kg}$$

Beispiel Vollblut:

$$\frac{g}{l} \div 1,06\frac{kg}{l} = \frac{g}{kg}$$

Die Umrechnung von der Serumalkoholkonzentration auf die BAK ist wichtig, da letztere der Rechtsprechung zugrundeliegt.

Im Ausland (z. B. USA) wird häufig die Angabe der BAK in Prozent (%) gefordert:

1 ‰ = 0,1 %

3.3.2 Die BAK-Berechnung aus Trinkmengenangaben

Eine BAK kann theoretisch auch ohne Messwert rechnerisch abgeschätzt werden. Dies kann notwendig sein, wenn keine Blutprobe entnommen werden konnte, der zeitliche Abstand zwischen Vorfall und Blutentnahme zu groß ist oder eine Nachtrunkbehauptung geltend gemacht wird. In diesem Fall ist man für eine Berechnung auf genaue Angaben zum Trinkverlauf angewiesen. Häufig sind diesbezügliche Aussagen jedoch unvollständig und widersprüchlich.

Grundlage für alle Berechnungen ist die Formel von *WIDMARK*:

$$BAK\,[c,\,‰] = \frac{\text{aufgenommene Ethanolmenge } A \text{ in } g}{\text{Körpergewicht } p \text{ in kg} \times \text{Reduktionsfaktor } r}$$

oder zur Berechnung der aufgenommenen Ethanolmenge:

$$A = c \times p \times r$$

wobei **A** die im Organismus befindliche **Alkoholmenge in Gramm** (mit Ausnahme des Resorptionsdefizits), **c** die **BAK** (in Gramm Ethanol pro kg Körpergewicht = Promille [‰]), **p** das **Körpergewicht in kg** und **r** den **Reduktionsfaktor** oder Verteilungsfaktor bedeuten.[62]

Der **Reduktionsfaktor (r)** hängt hauptsächlich von der Konstitution ab. Personen mit relativ hohem Fettgewebsanteil (Pykniker, konstitutionsmäßig auch die meisten Frauen) haben einen relativ niedrigen r-Wert (0,55 bis 0,60) und damit bei sonst gleichen Parametern in der *WIDMARK*-Formel eine höhere BAK, während hagere Personen (Leptosome) u. U. einen r-Wert von 0,80 aufweisen können. Für eine männliche Person „normaler Konstitution" bringt eine Berechnung mit r = 0,70 meist experimentell gut zu bestätigende Werte. Für weibliche Personen „normaler Konstitution" gilt r = 0,60. Es gilt also:

- r = 0,7 (normale männliche Konstitution)
- r = 0,6 (normale weibliche Konstitution)
- r = 0,8 (hagere Konstitution)
- r = 0,5 (pyknische Konstitution, konstitutionell auch viele Frauen)

Abweichend von den hier aufgelisteten Werten kann für **r** ein individueller Wert berechnet werden. Die Formeln lauten wie folgt:[3][65]

$\female\, r = 0,31223 - (0,006446 \times \text{ KG in kg}) + (0,005566 \times \text{ Größe in cm})$

$\male\, r = 0,31608 - (0,004821 \times \text{ KG in kg}) + (0,004432 \times \text{ Größe in cm})$

Von der aufgenommenen **Alkoholmenge in Gramm (A)** muss die nicht resorbierte Menge abgezogen werden **(Resorptionsdefizit)**. Dies ist unbedingt notwendig, um realitätsbezogene Werte zu erhalten. Die Resorption von Ethanol erfolgt im Magen-Darm-Trakt nicht vollständig. Ein Teil des konsumierten Alkohols wird vom Körper nicht resorbiert. Wie hoch dieses sog. Resorptionsdefizit ist, ist z. B. abhängig von der Trinkmenge, der Magenfüllung und der Getränkesorte. Die aufgenommene Alkoholmenge kann entweder fast vollständig (zu 90 %, d. h. Alkoholresorptionsdefizit = 10 %) oder nur zu einem wesentlich geringeren Teil (zu 70 %, d. h. Alkoholresorptionsdefizit = 30 %) als BAK im Blut erscheinen.[56] Je nach Fragestellung müssen hier folglich zugunsten des Beschuldigten bzw. Angeklagten bei der Berechnung aus Angaben zu Getränkearten, Trinkmengen und Trinkzeiten unterschiedliche Werte angesetzt werden:

- Mindestens: 10 % Resorptionsdefizit (maximale BAK)
- Durchschnittlich: 20 % Resorptionsdefizit (wahrscheinliche BAK)
- Maximal: 30 % Resorptionsdefizit (minimale BAK)

Die *WIDMARK*-Formel in der obigen Form kann (näherungsweise) auch zur Berechnung der resorbierten Alkoholmenge dienen, wenn **c**, **p** und **r** bekannt sind.[15] Das Resorptionsdefizit muss dann nur berücksichtigt werden, wenn z. B. die konsumierte Menge eines bekannten alkoholischen Getränkes berechnet werden soll.

Nach Umformung zu

$$c = \frac{A}{p \times r}$$

kann man die BAK berechnen, wenn die aufgenommene Alkoholmenge **A**, das Körpergewicht **p** und der Verteilungsfaktor **r** bekannt sind. Der Alkoholgehalt (Gramm Ethanol) lässt sich mit Hilfe der Volumenprozentangabe (Volumenprozent, Vol.-%) des konsumierten alkoholischen Getränks und der Dichte von Ethanol (0,79 kg/m^3) berechnen.

Die Umrechnung von Vol.-% in g Alkohol pro 100 mL erfolgt mit folgender Formel:

Vol.-% x 0,80 = Gramm Alkohol pro 100 mL

Beispiel: 38 Vol.-% x 0,80 = 30 Gramm Alkohol pro 100 mL

Ein Rechenbeispiel soll die Anwendung der *WIDMARK*-Formel verdeutlichen:

Beispiel:

Männliche Person mit 70 kg Körpergewicht.

Reduktionsfaktor: r = 0,7

Trinkmenge: 200 ml Wodka (40 Vol.-%).

Dies entspricht rechnerisch 64 g Ethanol. Bei einem Resorptionsdefizit von mindestens 10 % verbleibt eine resorbierte Ethanolmenge von rechnerisch 57,6 g (64 g x 0,9).

Nach der *WIDMARK*-Formel lässt sich folgende maximale Blutethanolkonzentration errechnen:

$$\frac{57,6\ g\ Ethanol}{70\ kg\ Körpergewicht} \times 0,7 = 1,17‰ (g\ Ethanol/\ kg\ Vollblut)$$

Die Serumethanolkonzentration läge bei etwa 1,17 x 1,2 = 1,4 g Ethanol pro kg Serum.

3.3.3 Möglichkeiten zur Berechnung der BAK aus Trinkmengenangaben

Die Berechnung der BAK geschieht folgendermaßen:

Schritt 1: Die insgesamt konsumierte **Alkoholmenge A** (in g) wird mit Hilfe folgender Formel berechnet: **Vol.-% x 0,80 = Gramm Alkohol pro 100 mL**.

Schritt 2: Das **Körpergewicht p** (in kg) wird geschätzt oder besser durch Wägung ermittelt.

Schritt 3: Der **Reduktionsfaktor r** beträgt im Regelfall 0,7 für Männer, 0,6 für Frauen.

Schritt 4: Diese Werte werden in die *WIDMARK*-Formel (s. o.) eingetragen.

Der so erhaltene Wert für die BAK ist ein fiktiver Wert, noch ohne Alkoholresorptionsdefizit (10 %–30 %) und ohne Alkoholabbau (0,10 ‰–0,20 ‰). Diese Größen sind rechnerisch zu berücksichtigen, je nachdem, ob die maximal mögliche BAK, die Mindest-BAK oder die bei durchschnittlicher Alkoholphysiologie als plausibel bzw. wahrscheinlich zu erwartende BAK berechnet werden soll. Pro Stunde wird vom Organismus eine Alkoholmenge abgebaut, die folgenden Blutalkoholkonzentrationen entspricht:

- Mindestens: 0,10 ‰ / Std.
- Wahrscheinlich: 0,15 ‰ / Std.
- Maximal: 0,20 ‰ / Std.

(mit einem einmaligen sog. Sicherheitszuschlag von 0,20 ‰ [76] nur bei Rückrechnung für die Frage der Schuldfähigkeit i. S. d. §§ 20, 21 StGB)

3.3.3.1 Berechnung einer maximalen BAK aus Trinkmengenangaben

Der BAK-Wert der *WIDMARK*-Formel ist mit 0,9 zu multiplizieren (dies entspricht einem Mindestalkoholresorptionsdefizit von 10 %). Weiterhin sind pro Stunde **(vom Trinkbeginn an gerechnet!) 0,1 ‰** als stündlicher Mindestalkoholabbau im Organismus abzuziehen:

$$(\text{BAK} \times 0,9) - (x \text{ Stunden ab Trinkbeginn} \times 0,1‰) = \text{BAK}_{\text{Max}}‰$$

3.3.3.2 Berechnung einer Mindest-BAK aus Trinkmengenangaben

Der BAK-Wert der *WIDMARK*-Formel ist mit 0,7 zu multiplizieren (dies entspricht einem maximalen Alkoholresorptionsdefizit von 30 %). Weiterhin sind pro Stunde **(vom Trinkbeginn an gerechnet!) 0,2 ‰** als maximaler stündlicher Alkoholabbau im Organismus abzuziehen:

$$(\text{BAK} \times 0,7) - (x \text{ Stunden ab Trinkbeginn} \times 0,2‰) = \text{BAK}_{\text{Min}}‰$$

Bei der Berechnung der Mindest-BAK stellt ein Resorptionsdefizit von 30 % wohl, auch experimentell, einen Extremwert dar und sollte im Einzelfall zu Gunsten einer beschuldigten bzw. angeklagten Person verwendet werden. Ein Resorptionsdefizit von 20 % (Multiplikation der BAK mit 0,8) ist jedoch realistischer.

3.3.3.3 Berechnung einer wahrscheinlichen BAK aus Trinkmengenangaben

Der BAK-Wert der *WIDMARK*-Formel ist mit 0,8 zu multiplizieren (dies entspricht einem üblichen mittleren Mindestalkoholresorptionsdefizit von 20 %). Weiterhin sind pro Stunde **(vom Trinkbeginn an gerechnet!) 0,15 ‰** als durchschnittlicher Alkoholabbau im Organismus abzuziehen:

$$(\text{BAK} \times 0,8) - (x \text{ Stunden ab Trinkbeginn} \times 0,15‰) = \text{BAK}_{\text{wahr}}‰$$

Merke:
Diese Modellrechnungen zeigen, innerhalb welcher Bandbreiten eine BAK liegen kann (Differenz zwischen Maximal- und Mindestwert!). Da die BAK noch von zahlreichen anderen inter- und intraindividuellen (spezielle Resorptionsverhältnisse u. a.) abhängt, muss vor „Trinktabellen" gewarnt werden, mit denen man sich beispielsweise in die Nähe rechtlich relevanter Promillegrenzen „trinken" will. In diesem Zusammenhang sei erwähnt, dass bereits ab einer BAK von 0,3 ‰ eine Verurteilung wegen relativer alkoholbedingter Fahruntüchtigkeit erfolgen kann.

3.3.4 Die Rückrechnung von der gemessenen BAK auf die Vorfallzeit-BAK

Die in der Blutprobe gemessene Ethanolkonzentration bezieht sich auf den Zeitpunkt der Blutentnahme. Liegt zwischen der Blutentnahme und einer zu beurteilenden Situation (z. B. Zeitpunkt einer Straftat) ein längerer Zeitraum, so muss zu der festgestellten BAK ein Wert hinzugerechnet werden.[67]

Voraussetzung ist allerdings, dass der Zeitpunkt, auf den zurückgerechnet wird, nicht mehr in der Resorptionsphase lag. Die Rückrechnung soll stets zugunsten des Beschuldigten bzw. Angeklagten durchgeführt werden.

Der resorbierte Ethanol wird mit dem Blutstrom verteilt und durch Diffusion bis zum Erreichen des Diffusionsgleichgewichtes von den Organen und Geweben aufgenommen (Wasserraum des Körpers). Das Verteilungsgleichgewicht im Körper kann erst erreicht werden, wenn die Resorption vollständig abgeschlossen ist.Die Geschwindigkeit der Resorption ist von vielen Faktoren abhängig (z. B. Menge und Ethanolgehalt des konsumierten Getränkes). Bei beispielsweise nahrungsmäßiger Nüchternheit ist die Resorption im Durchschnittsfall nach etwa 30–60 Min. abgeschlossen.[45] Um zweifelsfrei davon ausgehen zu können, dass der gesamte aufgenommene Alkohol bereits resorbiert wurde, die lineare Resorptionsphase bereits vorliegt und keine Rückrechnung zum Nachteil des Beschuldigten bzw. Angeklagten durchgeführt wird, muss eine Resorptionszeit von 2 Std. angenommen werden.

Merke:
Für die Frage der alkoholbedingten Beeinträchtigung der Fahrtüchtigkeit zum Tatzeitpunkt wird also grundsätzlich zugunsten des Betroffenen mit einem stündlichen Abbauwert von nur 0,10 ‰ rückgerechnet, höchstens allerdings auf einen Zeitpunkt 2 Std. nach Trinkende (sofern das Trinkende des Vortrunks bekannt ist).

Ist das Trinkende des Vortrunks nicht bekannt, gilt Folgendes:

1. Zwischen Vorfallzeit und Blutentnahme liegen < 2 Std.: Für die Vorfallzeit wird der zum Zeitpunkt der Blutentnahme gemessene Wert angenommen.

2. Zwischen Vorfallzeit und Blutentnahme liegen > 2 Std.: Vom Zeitpunkt der Blutentnahme kann auf den Zeitpunkt 2 Std. vor der Blutentnahme, wenn bekannt auf den Zeitpunkt des Trinkendes, zurückgerechnet werden. Für die Vorfallzeit wird die errechnete BAK als Mindest-BAK angenommen.

Ein stündlicher Abbauwert (Rückrechnungswert) von 0,15 ‰ liefert am ehesten einen realitätsbezogenen Wert. Dies wird in der Praxis aber selten durchgeführt.

Für die Beurteilung der (erheblich verminderten) Schuldfähigkeit muss zugunsten einer beschuldigten bzw. angeklagten Person von der rechnerisch höchstmöglichen BAK ausgegangen werden, d. h. hier wird bei der Rückrechnung ein Mindestabbauwert von 0,20 ‰ pro Stunde angesetzt und ein **einmaliger sog. „Sicherheitszuschlag" von nochmals 0,20 ‰** addiert. Die so erhaltene maximal mögliche BAK ist bei der weiteren Begutachtung als für den Tatzeitpunkt gegeben zu unterstellen. Allerdings ergeben sich bei langen Rückrechnungszeiten offensichtlich unglaubwürdige Werte, was im Rahmen einer Gesamtbetrachtung berücksichtigt werden soll.

Merke:
Für die Frage der (erheblich verminderten) Schuldfähigkeit zum Tatzeitpunkt wird grundsätzlich zugunsten des Betroffenen mit einem stündlichen Abbauwert von 0,20 ‰ plus eines einmaligen sog. „Sicherheitszuschlags" von nochmals 0,20 ‰ auf den Vorfallzeitpunkt rückgerechnet.[76]

Cave:
Ab einer gemessenen BAK von nur noch 0,15 ‰ nähert sich die Blutalkoholkurve exponentiell ausschleichend der Abszisse. Eine Rückrechnung von der gemessenen BAK auf die Tatzeit-BAK kann dann nicht mehr stattfinden.

3.4 Die Begleitstoffanalyse

Viele Getränke enthalten neben Ethanol, dem umgangssprachlichen Alkohol, weitere Alkohole (Begleitstoffe, Begleitalkohole). Diese Substanzen, forensisch relevant sind hauptsächlich Methanol, 1-Propanol, 1-Butanol, 2-Butanol, iso-Butanol sowie 2-Methyl-1-butanol und 3-Methyl-1-butanol, entstehen z. B. bei der alkoholischen Gärung oder Lagerung von alkoholischen Getränken und sind ebenfalls im Blut nachweisbar. Die Analyse der sog. Begleitstoffe kann unter Umständen zur Beurteilung einer Konsumangabe (bei alkoholischen Getränken) herangezogen werden. Dieses Verfahren wird häufig bei der Begutachtung eines sog. Nachtrunkes herangezogen, wenn z. B. nach einem Vorfall alkoholische (begleitstoffreiche) Getränke konsumiert wurden.[67]

Aufgrund toxikokinetischer Formeln wird in der Regel ein Erwartungsbereich hinsichtlich der Konzentrationen der einzelnen Begleitstoffe im Blut errechnet und diese werden mit den tatsächlich ermittelten Werten verglichen. Einzelheiten zur Begleitstoffanalyse (BGA) vermitteln die Monographien von Bonte und Schulz.[8][60]

Um eine Konsumangabe (z. B. bei einem Nachtrunk) mit Hilfe einer BGA qualitativ beurteilen zu können (Wurde ein bestimmtes alkoholisches Getränk konsumiert oder nicht?), muss die Getränkesorte bekannt sein. Für eine weiterführende quantitative Beurteilung muss die konsumierte Menge bekannt sein. Eine BGA ist folglich eine Ausschluss- und keine Suchanalyse. Ist die Getränkesorte nicht bekannt, so kann sie mittels einer BGA auch nicht bestimmt werden. Innerhalb einer Zeitspanne von maximal 150 Min. zwischen Trinkende und Blutentnahme kann eine BGA empfohlen und für bestimmte Zeiten nach Trinkende quantitativ beurteilt werden (30 Min., 90 Min. und 150 Min.). Extrapolationen sollten vermieden werden. Interpolationen sind möglich.

Neben den oben genannten klassischen Begleitstoffen gibt es weitere toxikologisch relevante, teils getränkespezifische, Inhaltsstoffe in Spirituosen. Hierzu zählen unter anderem die Aromastoffe Thujon (z. B. in Absinth), Carvon (Spirituosen mit Kümmel), Anethol (Spirituosen mit Anis), Benzaldehyd (Gewürzliköre mit Mandel) oder Menthol und Menthon (Pfefferminzliköre).[60]

Der Ausschluss eines geltend gemachten Nachtrunks basierend auf den Ergebnissen einer Begleitstoffanalyse, sollte mit Zurückhaltung erfolgen. Dies ist i. d. R. nur dann möglich, wenn die zeitlichen Verhältnisse, das konsumierte Getränk und die konsumierte Menge des Nachtrunkes genau bekannt sind.

Merke:
Eine Begleitstoffanalyse kann zur besseren Beurteilung einer Konsumangabe (meist Nachtrunkangabe) herangezogen werden. Dies gilt insbesondere dann, wenn begleitstoffreiche Getränke konsumiert wurden. Der Ausschluss einer Nachtrunk-

behauptung bedarf genauer Angaben zu den zeitlichen Abläufen, zur Getränkesorte und zur konsumierten Menge des Nachtrunkes.

3.5 Die Bestimmung der Alkoholkonzentration im Urin (UAK)

Prinzipiell kann Urin wie Serum zur Bestimmung der Alkoholkonzentration herangezogen werden. Obwohl ein direkter statistischer Zusammenhang besteht, kann dieser so sehr streuen, dass eine Umrechnung der UAK auf die BAK eines bestimmten Menschen mit der erforderlichen Sicherheit nicht möglich ist.

Es kann davon ausgegangen werden, dass die UAK der BAK nach Abschluss der Resorption verzögert nachfolgt. Im Urin kann also Ethanol noch festgestellt werden, wenn die BAK schon abgebaut ist. Kurz nach der Einnahme von Ethanol kann die BAK hingegen in der Resorptionsphase deutlich oberhalb der UAK liegen.[62]

3.6 Die Bestimmung der Atemalkoholkonzentration (AAK)

Im Hinblick auf den invasiven Charakter einer Blutentnahme und die Kosten der Messung der BAK ist es hilfreich, zunächst den Alkoholgehalt der Atemluft zu messen, der innerhalb gewisser Schwankungsbreiten Rückschlüsse auf die vorliegende BAK gestattet. Seit der Neufassung des § 24a StVG vom 27.04.1998 wird in Anlehnung an gängige Praktiken in der Europäischen Union (EU) nicht mehr allein die BAK, sondern auch die AAK im Ordnungswidrigkeitenrecht (Grenzwert 0,5 ‰) als Grundlage für Sanktionen herangezogen. Eine AAK von 0,25 mg/L wird juristisch gewertet wie eine BAK von 0,5 ‰. Für eine ordnungsgemäße Bestimmung der AAK sind eine Reihe von Anforderungen zu erfüllen.[15]

Zur Gewinnung eines gültigen Ergebnisses einer AAK-Bestimmung ist ein Messzyklus bestehend aus zwei gültigen Einzelmessungen durchzuführen. Eine Einzelmessung besteht aus einer forcierten Exspiration (Ausatmung) des Probanden durch den Mund in das Messgerät. Der Zeitabstand zwischen zwei gültigen Einzelmessungen innerhalb eines Messzyklus muss zwischen 2 und 5 Min. liegen. Dieser Zeitabschnitt beginnt nach dem Ende (Exspirationsende) der ersten gültigen Einzelmessung.[35][18]

Bevor in einer Kontrollsituation eine Atemalkoholmessung durchgeführt wird, muss eine Wartezeit von 20 Min. (Zeit zwischen Trinkende und Beginn der Messung) und eine Kontrollzeit von 10 Min. (Zeit in der vom Probanden nachweislich keine alkoholhaltigen Substanzen aufgenommen werden dürfen) eingehalten werden. Die Kontrollzeit darf in der Wartezeit enthalten sein.[34][35][40] Durch die Einhaltung einer Wartezeit soll die Beeinflussung des Messergebnisses durch:

- Mundrestalkohol: Untersuchungen zum Atemalkohol nach Inhalation von Medikamenten in alkoholhaltiger Lösung bei 6 alkoholnüchternen Probanden 10 Minuten nach Inhalation ergaben Atemalkoholwert von 0,00 mg/L. Bei der 1. Einzelmessung waren Konzentrationen bis maximal 0,020 mg/L feststellbar. Bei Probanden mit bestehender Alkoholisierung wurde ein Anstieg um maximal + 0,307 mg/L allerdings 2 Minuten nach Inhalation beobachtet.[35]

- Mögliche Fehler durch Messung des Atemalkohols in der Anflutungsphase (d. h. es liegt kein konstantes Verhältnis zwischen BAK und AAK vor)

minimiert werden.

Im vollständigen Messprotokoll müssen Hersteller, Typbezeichnung, Identifikationsnummer, Datum des Ablaufs der Eichgültigkeit, Dokumentation der Druckerkontrolle, Name, Vorname, Geschlecht, Geburtsdatum, Atemalkoholkonzentration oder Angabe des Grundes, falls kein gültiges Messergebnis erzielt wurde, Datum der Messung, Zeitpunkt der Messung als Mittelwert aus den beiden Messzeitpunkten, AAK-Wert, Atemlufttemperatur, Exspirationsvolumen und Exspirationsdauer enthalten sein. Die ordnungsgemäße Durchführung

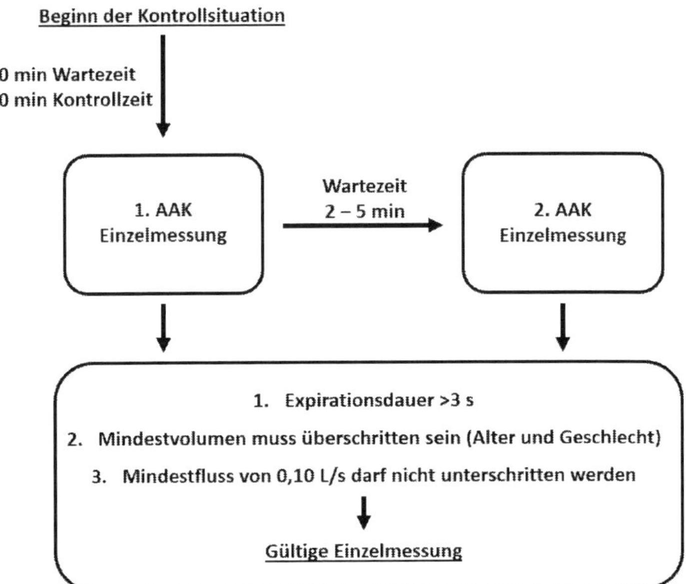

Abbildung 3.1: **Ablauf einer korrekten Messung der AAK.** Die Kontrollzeit darf innerhalb der Wartezeit liegen.

der Messung muss der Anwender des Messgerätes durch Unterschrift bestätigen.[18]

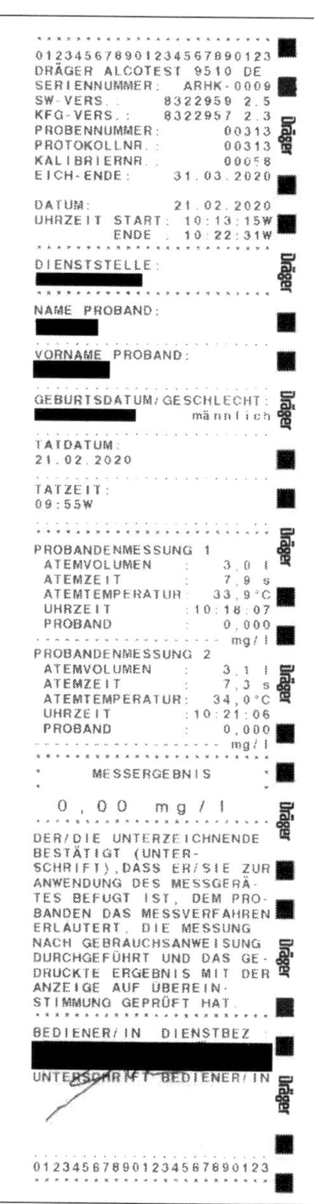

012345678901234567890123
DRÄGER ALCOTEST 9510 DE
SERIENNUMMER: ARHK-0009
SW-VERS.: 8322959 2.5
KFG-VERS.: 8322957 2.3
PROBENNUMMER: 00313
PROTOKOLLNR.: 00313
KALIBRIERNR.: 00058
EICH-ENDE: 31.03.2020

DATUM: 21.02.2020
UHRZEIT START: 10:13:15W
ENDE: 10:22:31W

DIENSTSTELLE:

NAME PROBAND:

VORNAME PROBAND:

GEBURTSDATUM/GESCHLECHT:
männlich

TATDATUM:
21.02.2020

TATZEIT:
09:55W

PROBANDENMESSUNG 1
ATEMVOLUMEN : 3,0 l
ATEMZEIT : 7,9 s
ATEMTEMPERATUR: 33,9°C
UHRZEIT : 10:18:07
PROBAND : 0,000 mg/l

PROBANDENMESSUNG 2
ATEMVOLUMEN : 3,1 l
ATEMZEIT : 7,3 s
ATEMTEMPERATUR: 34,0°C
UHRZEIT : 10:21:06
PROBAND : 0,000 mg/l

MESSERGEBNIS

0,00 mg/l

DER/DIE UNTERZEICHNENDE BESTÄTIGT (UNTERSCHRIFT), DASS ER/SIE ZUR ANWENDUNG DES MESSGERÄTES BEFUGT IST, DEM PROBANDEN DAS MESSVERFAHREN ERLÄUTERT, DIE MESSUNG NACH GEBRAUCHSANWEISUNG DURCHGEFÜHRT UND DAS GEDRUCKTE ERGEBNIS MIT DER ANZEIGE AUF ÜBEREINSTIMMUNG GEPRÜFT HAT.

BEDIENER/IN DIENSTBEZ.:

UNTERSCHRIFT BEDIENER/IN

012345678901234567890123

Abbildung 3.2: **Ausdruck einer gültigen Messung der AAK mit dem Dräger Alcotest 9510 DE.**

3.6.1 Die Umrechnung von der AAK in die BAK

Vom Gesetzgeber wurden 0,5 ‰ (5 g/kg) mit 0,25 mg/L Atemalkohol (AAK) gleichgesetzt, entsprechend einem Konvertierungsverhältnis von 1:2000. Die Umrechnung von der AAK auf die BAK ist jedoch nicht unproblematisch, da kein konstanter Umrechnungsfaktor existiert und v. a. in der Resorptionsphase häufig stärkere Abweichungen auftreten. Das Verhältnis der AAK zur BAK kann also erhebliche Schwankungen aufweisen.[36][30][58][59][74]

Eine Umrechnung von der AAK auf die BAK sollte mit entsprechender Zurückhaltung und Erläuterung der erheblichen Einschränkungen sowie Schwankungen des Konvertierungsverhältnisses erfolgen. Auch wenn ein AAK-Wert in einem Strafverfahren nicht Grundlage für Berechnungen sein darf, so kann einem AAK-Wert doch in der Gesamtbeurteilung eine Indizwirkung zukommen.

3.7 Alkoholismus-Marker

Alkohol wird relativ rasch aus dem Organismus eliminiert. Von Interesse sind daher Indikatoren, die auch im Nüchternzustand Aussagen über die Alkoholgewöhnung erlauben.

Erhöhte Methanolkonzentrationen (>10 mg/L) werden häufig als Hinweis auf einen chronischen Alkoholkonsum angesehen.[27][28][71] Die toxikokinetische Basis für diesbezügliche Betrachtungen ist die Beobachtung, dass die Methanolkonzentration im Blut im Wesentlichen erst bei Blutethanolkonzentrationen unterhalb etwa 0,4 ‰ absinkt. Dies bedeutet, dass bei Personen, die über längere Zeiträume Blutethanolkonzentrationen über ca. 0,4 ‰ aufweisen, mit einer Kumulation von Methanol zu rechnen ist.[15]

Es muss jedoch darauf hingewiesen werden, dass auch Fruchtsäfte nicht unerhebliche Methanolmengen enthalten können bzw. Methanol aus Pektinen (pflanzliche Polysaccharide) entstehen kann.[29][47][69] Zudem darf eine erhöhte Konzentration von Methanol im Blut nicht nur auf die Kumulation von Methanol bei längerfristigem Alkoholgenuss zurückgeführt werden. Auch nach einmaligem Konsum von Getränken mit besonders hohem Methanolgehalt (z. B. einigen Obstschnäpsen) können signifikante Konzentrationen auftreten. Andererseits wurde gezeigt, dass endogen gebildetes Methanol oder Methanol aus Obst oder Fruchtsäften (also nichtalkoholischen Nahrungsmitteln) durchaus ebenfalls bei Ethanolbelastung kumulieren kann.[27][25]

Daher sollte die Methanolkonzentration im Blut zurückhaltend in eine Begutachtung mit einbezogen werden.

Merke:
Etwa 10 mg Methanol pro Liter Blut können auf chronischen Alkoholmissbrauch bzw. Alkoholismus hindeuten.

Als weitere Alkoholkonsummarker gelten *Carbohydrate Deficient Transferrin* (CDT, indirekter Marker), Gamma-Glutamyl-Tansferase (γ-GT, indirekter Marker), Mittleres korpuskuläres Erythrozyten-Volumen (MCV, indirekter Marker), Aceton und iso-Propanol (Begleitalkohole), Fettsäureethylester (FSEE, direkter Marker), Ethylglucuronid (EtG, direkter Marker), Phosphatidylethanol (PEth, direkter Marker im Blut).[15]

Zur Orientierung hinsichtlich der Aussagekraft der einzelnen Indikatoren kann die folgende Übersicht dienen (**Tabelle 3.3**).

Tabelle 3.3: **Wichtige Alkoholkonsummarker***

Indikator (Marker)	**Hinweis**
Blutalkoholkonzentration (BAK)	Akuter Alkoholkonsum Momentaufnahme der Alkoholisierung
Carbohydrate Deficient Transferrin (CDT)	Mehrwöchiger massiver Alkoholkonsum (ca. 60 – 80 g Alkohol täglich)
Gamma-Glutamyl-Transferase (γ –GT)	Langfristiger (chronischer) Alkoholkonsum (ca. 80 – 200 g Alkohol täglich)
Mittleres korpuskuläres Erythrozyten-Volumen (MCV)	Längerfristiger Konsum moderater Alkoholmengen (< 40 g Alkohol täglich)
Methanol	Alkoholkonsum ohne wesentl. Nüchternphase
Aceton und iso-Propanol	Alkoholinduzierte Stoffwechselstörungen
Fettsäureethylester (FSEE)	Kurzzeitmarker im Blut
Ethylglucuronid (EtG)	Valider Abstinenzmarker (spezifisch für Alkohol)
Ethylsulfat (EtS)	Ebenfalls valider Abstinenzmarker
Phosphatidylethanol (PEth)	Differenzierung von chronischem- und Gelegenheitskonsum

* modifiziert nach [15][33][68]

3.8 Zusammenfassung der Grundlagen zur Beurteilung der BAK bei Verkehrsdelikten

Die gemessene BAK entfaltet eine Indizwirkung hinsichtlich der Frage nach der Fahrtüchtigkeit. Diese Indizwirkung muss aber im Rahmen der Gesamtbegutachtung vor dem Hintergrund weiterer Anknüpfungstatsachen gutachterlich beurteilt werden.

3.8.1 Beurteilung für Führer von Kraftfahrzeugen

BAK < 0,30 ‰: Dieser Promillewert rechtfertigt nicht die Annahme einer relativen alkoholbedingten Fahruntüchtigkeit.

BAK-Wert zwischen 0,30 ‰ und 0,49 ‰: Zunächst handelt es sich noch nicht um eine Ordnungswidrigkeit. In diesem Bereich besteht jedoch möglicherweise eine relative alkoholbedingte Fahruntüchtigkeit. Werden alkoholbedingte Auffälligkeiten bemerkt, so kann eine relative alkoholbedingte Fahruntüchtigkeit vorgelegen haben.

BAK-Wert zwischen 0,50 ‰ und 1,09 ‰: In diesem Bereich liegt zunächst eine Ordnungswidrigkeit und möglicherweise eine relative alkoholbedingte Fahruntüchtigkeit vor. Werden alkoholbedingte Auffälligkeiten bemerkt, so kann eine relative alkoholbedingte Fahruntüchtigkeit gegeben sein.

Merke:
Zur Feststellung der relativen alkoholbedingten Fahruntüchtigkeit (Bereich zwischen 0,30 ‰ und 1,09 ‰) ist die Heranziehung möglichst vieler zusätzlicher Beweisanzeichen (alkoholbedingte Ausfallerscheinungen) notwendig. Es gilt der Grundsatz: Je höher die gemessene BAK, desto geringer sind die Ansprüche an zusätzliche alkoholbedingte Auffälligkeiten.

BAK-Wert >1,10 ‰: Es liegt eine sog. absolute alkoholbedingte Fahruntüchtigkeit vor. Nach geltender Rechtsprechung wird ab diesem Wert die alkoholbedingte Fahruntüchtigkeit unwiderlegbar angenommen.

Der Gesetzgeber nimmt eine absolute Fahruntüchtigkeit stets auch in Fällen an, in denen der Fahrzeugführer eine Alkoholmenge im Körper hat, die zu einer BAK in Höhe des Beweisgrenzwertes führt. Grundlage hierfür ist, dass nach gesicherten Kenntnissen der Forschung die alkoholische Beeinträchtigung in der Phase des Anstieges der BAK auf den Grenzwert mindestens ebenso stark wie nach Erreichen dieser Konzentration ist. Befindet sich der Kraftfahrer also noch in der Resorptionsphase, so sind seine alkoholbedingten Ausfallerscheinungen, wenn der Grenzwert von 1,10 ‰ später jedenfalls erreicht wird, nicht geringer als nach dem Ansteigen der BAK auf 1,10 ‰.

3.8.2 (Schluss-) Sturztrunk und Anflutungswirkung

Die schnelle Aufnahme großer Mengen Alkohol (> 0,8 g Alkohol/Std. /kg KG) wird als „Sturztrunk" bezeichnet. Definitionsgemäß handelt es sich bei Anflutungen über 1,0 ‰/h um einen Sturztrunk. Da der Körper in kurzer Zeit große Alkoholmengen aufnehmen muss, wird das Gehirn mit höheren relativen Alkoholmengen belastet als der übrige Körper. Die schnelle Resorption des Alkohols und die damit einhergehende Anflutung im Gehirn führen i. d. R. zu einer Anflutungssymptomatik mit deutlicheren psycho-physischen Ausfallerscheinungen (auch bei relativ niedriger BAK).[14][16]

Als „Schlusssturztrunk" wird die Aufnahme großer Mengen Alkohol unmittelbar vor dem Vorfall (z. B. 15–20 Minuten vor Antritt der Fahrt) bezeichnet.[50] Bezüglich der alkoholbedingten Fahruntüchtigkeit ist anzumerken, dass alkoholbedingte Fahrauffälligkeiten in der Resorptionsphase häufiger auftreten als bei vergleichbaren Blutalkoholkonzentrationen in der Eliminationsphase.[16] Laut BGH-Beschluss bedeutet dies für den Schlusssturztrunk, dass auch dann eine absolute Fahruntüchtigkeit vorliegen kann, wenn eine Alkoholmenge aufgenommen wurde, die zu einem späteren Zeitpunkt (auch nach Abschluss der Fahrt) den Grenzwert von 1,10 ‰ erreicht oder überschreitet.[1]

3.8.3 Beurteilung für Radfahrer

BAK-Wert von 0,30 ‰ bis 1,59 ‰: In diesem Bereich besteht möglicherweise / wahrscheinlich eine relative alkoholbedingte Fahruntüchtigkeit.

BAK-Wert ab 1,60 ‰: Es liegt eine sog. absolute alkoholbedingte Fahruntüchtigkeit vor.

Eine Herabsetzung des Wertes der absoluten Fahruntüchtigkeit für Radfahrer wird diskutiert.

3.8.4 Weitere Fragen zur alkoholbedingten Beeinträchtigung

BAK-Wert < 0,15 ‰: Die Rückrechnung auf den Zeitpunkt des Vorfalls ist nicht möglich, da der Analysewert zu niedrig ist. Bei Werten < 0,15 ‰ kann ein asymptotischer Verlauf der BAK-Kurve nicht ausgeschlossen werden.

3.8.5 Rückgerechnete BAK wegen extrem langer Rückrechnungszeit > 3,50 ‰

Die Rückrechnung auf den Zeitpunkt des Vorfalls ist rechnerisch möglich, wegen der extrem langen Rückrechnungszeit aber zurückhaltender zu beurteilen bei Werten > 3,5 ‰. Dies ist durch Plausibilitätsbetrachtungen bei Rückrechnungswerten begründet, die üblicherweise zu schwersten Intoxikationen mit unmittelbarer Todesgefahr führen.

3.8.6 Fehler durch unsachgemäße Lagerung von Blutproben

Die längere bzw. unsachgemäße Lagerung einer Blutprobe kann zu Veränderungen führen, die hauptsächlich bakteriell bedingt sind und die BAK-Bestimmung beeinflussen können. Die bakterielle Zersetzung einer Blutprobe kann sowohl zum Anstieg, als auch zur Abnahme der Ethanolmenge in einer Blutprobe führen. Als Indikator für derartige Zersetzungen der Blutprobe gilt der Begleitstoff 1-Butanol. 1-Butanol-Konzentrationen von 0,1 mg/L oder darüber deuten unmittelbar auf eine derartige Veränderung hin, es sei denn, dass ein Getränk konsumiert wurde, das relevante 1-Butanol-Mengen enthält (z. B. einige Obstschnäpse).

3.8.7 Unbekanntes Trinkende für den Vortrunk

Liegt zwischen Trinkende und Vorfall ein Zeitraum von weniger als 2 Stunden, so kann bei Verkehrsdelikten nicht ohne Weiteres auf die Tatzeit zurückgerechnet werden, da die Resorptionsverhältnisse ungeklärt sind (siehe oben). Ist das Ende des Vortrunks nicht bekannt, muss zugunsten der Beschuldigten Person ein Ende des Vortrunks in zeitlicher Nähe zum Vorfallzeitpunkt angenommen werden, auch dann darf keine Rückrechnung erfolgen.

Optional können zwei Berechnungen durchgeführt werden. Einmal unter Annahme einer abgeschlossenen Resorption des Vortrunks zur Vorfallzeit und einmal unter Annahme einer nicht-abgeschlossenen Resorption.

Ist das Trinkende des Vortrunks nicht bekannt und liegt zwischen Vorfall und Blutentnahme ein Zeitraum von mehr als 2 Stunden, so kann bei Verkehrsdelikten die verbliebene Zeitspanne (nach Abzug von 2 Std.) zwischen Vorfall und Blutentnahme zurückgerechnet werden.

3.8.8 Zweite Blutentnahme bei Nachtrunkbehauptungen

Wird eine Nachtrunkangabe geltend gemacht, werden in der Regel – in einem zeitlichen Abstand von 30 Minuten – zwei Blutproben entnommen. Ein Anstieg der BAK zwischen 1. und 2. Blutentnahme ist nur ein Hinweis auf einen Nachtrunk, ebenso wie eine Abnahme diesen nicht sicher ausschließen kann. Die Geschwindigkeit der Resorption ist von vielen Faktoren abhängig (z. B. Menge und Ethanolgehalt des konsumierten Getränkes). Bei beispielsweise nahrungsmäßiger Nüchternheit ist die Resorption durchschnittlich nach etwa 30–60 Min. abgeschlossen, d. h. dass bei einem erfolgten Nachtrunk nicht zwingend ein Anstieg der BAK zwischen 1. und 2. Blutentnahme erfolgen muss.[32]

Die Doppelblutentnahme ist dann besonders hilfreich, wenn zwischen angeblichem Trinkende des Nachtrunks und Blutentnahme ein möglichst kurzer Zeitraum (maximal 1 Std.) liegt, da sich die BAK-Kurve sonst bereits in der Eliminationsphase befinden kann. Findet die Doppelblutentnahme innerhalb dieses Zeitraums statt, würde ein Anstieg der BAK zwischen 1. und 2. Blutentnahme eine Nachtrunkangabe stützen. Wie bereits erwähnt, würde eine Abnahme der BAK die Nachtrunkbehauptung jedoch nicht ausschließen.

3.8.9 Einfluss von Blutverlust und/oder Volumenersatz auf die BAK

3.8.9.1 Blutverlust

Eine Blutung führt zu einem absoluten Verlust an Alkohol, nämlich genau zu der Menge, die sich in dem verlorenen Blut befunden hat. Bezüglich der gemessenen BAK kommt diesem absoluten Verlust aber keine forensische Relevanz zu, da nicht die absolute Ethanol-Menge, sondern die Ethanol-Konzentration ermittelt wird. Diese bleibt bei Blutverlust nach abgeschlossener Resorption in der Regel unbeeinflusst. Unter der Annahme einer abgeschlossenen Resorption ist das Verteilungsgleichgewicht im Körper erreicht, d. h. der aufgenommene Alkohol hat sich im Körperwasser verteilt. Unter der Annahme einer nicht abgeschlossenen Resorption des Ethanols ist das Verteilungsgleichgewicht im Körper noch nicht erreicht, d. h. der aufgenommene Alkohol verteilt sich in dieser Phase noch im Körperwasser. Eine Blutung führt zu einem absoluten Verlust an Blut, d. h. an Körperwasser. Dieser Verlust an Körperwasser zum Zeitpunkt einer nicht abgeschlossenen Resorption kann theoretisch zu einer Erhöhung der BAK führen. Ginge man im Extremfall von einem Blutverlust von 3 L Blut aus, so erniedrigt sich also der Körperwasseranteil, der für die Alkohol-Verteilung zur Verfügung steht, um diese 3 L, d. h. der insgesamt genossene Alkohol hätte sich dann theoretisch in dem reduzierten Volumen verteilt. Das reduzierte Volumen kann näherungsweise in der *WIDMARK*-Formel berücksichtigt werden, indem das reduzierte Körpergewicht entsprechend des Blutverlusts angepasst wird.

Bei Blutverlusten von bis zu 750 ml kommt es zu keiner Änderung im Verlauf der Blutalkoholkurve. In diesem Bereich kann folglich auch eine Rückrechnung durchgeführt werden.[16][37][19][20]

3.8.9.2 Volumenersatz

Sog. Volumensubstitutionsmittel bewirken ein Wiederauffüllen des Gesamtkörperwassers. Ggf. führt diese Volumensubstitution zu einem Auffüllen des Körperwassers über das vor der Blutung bestehende Maß hinaus, d. h. eine Volumensubstitution kann zu einer Verringerung der BAK führen. Bei einer nicht näher bezeichneten Volumensubstitution wäre folglich mit einer Reduktion der BAK zu rechnen, d. h. die tatsächliche BAK hätte höher gelegen als festgestellt. Bei Volumensubstitution steigt der Vollblutwassergehalt deutlich stärker an als der Serumwassergehalt. Eine Umrechnung der BAK von g/l in g/kg würde, ohne Berücksichtigung des Wassergehalts der Probe, folglich zu einer Begünstigung der Person führen.[16][37][45][20]

Merke:
Selbst ein massiver Blutverlust hat keine relevanten Auswirkungen auf die BAK und den Ethanolmetabolismus. Es kann jedoch zu einer verzögerten Resorption von Ethanol aus dem Mageninhalt kommen (reduzierte Zirkulation). Der Ethanolabbau ist nur dann beeinträchtigt, wenn der Blutfluss zur Leber gestört ist.

3.8.10 Wirkung eines Schockzustandes auf die BAK

Zu der Wirkung eines Schockzustandes auf die BAK besteht in der Literatur Uneinigkeit. Zanaldi[75] und Laves et al.[41] halten einen langsameren Ethanol-Metabolismus durch eine traumatische Bewusstlosigkeit und hier insbesondere durch eine Gehirnerschütterung für möglich. Im Gegensatz dazu beschreibt Forster[21] in seinen Untersuchungen keine relevanten Unterschiede zwischen den Abbauwerten von Gesunden, von Fällen mit tiefer Bewusstlosigkeit und Fällen mit leichten Gehirnerschütterungen.

Auch eine beschleunigte Alkoholelimination bei traumatischem Schock wurde beschrieben.[53]

Brettel fasste als Ergebnis seiner Betrachtungen zusammen, dass in der posttraumatischen Frühphase, also innerhalb von etwa einer Stunde nach dem Unfall, Schockmechanismen für die Alkoholrückrechnung nicht bedeutend sind. Mit zunehmendem zeitlichen Abstand zur Traumatisierung wird der Verlauf der Blutalkoholkurve im manifestierten Schock jedoch zunehmend durch die Zentralisation des Kreislaufs geprägt, d. h. es kann zu einem vorübergehenden starken Abfall der Blutalkoholkurve kommen. Wenn der Schock dann, insbesondere bei intensiver Schockbehandlung überwunden ist, ist bei einer nicht abgeschlossenen Resorption mit der Einschleusung von größeren Alkoholmengen aus den sogenannten Schockorganen einschließlich des Magen-Darm-Traktes zu rechnen. Das bedeutet aber, dass die Blutalkoholkurve dann weniger rasch abfällt. Aufgrund dieser „Nachresorption" kann eine Rückrechnung weniger präzise sein, wenn die Blutentnahme zur Alkoholbestimmung erst viele Stunden nach der Traumatisierung erfolgt.[9]

3.8.11 Sog. Promillekiller

Es sind keine Wirkstoffe bekannt, die in einem forensisch relevanten Ausmaß die Alkoholwirkung mindern oder die BAK absenken können. Lediglich die Resorptionsgeschwindigkeit des konsumierten Alkohols kann z. B. durch Nahrungsaufnahme verzögert werden. Das Maximum der Blutalkoholumsatzkurve wird dann etwas später erreicht.

3.8.12 Einfluss von Medikamenten auf die BAK

Mit Ausnahme von alkoholhaltigen Zubereitungen sind keine Arzneimittel bekannt, die eine Zunahme der BAK verursachen oder die gängigen Analysemethoden beeinflussen. Im Gegensatz dazu kann die Alkoholwirkung bei gleichzeitiger Einnahme von zentralnervös wirksamen Substanzen verstärkt werden (wechselseitige Wirkungsverstärkung).

3.8.13 Störungen des Ethanolabbaus

Es existieren verschiedene Störungen des Ethanolabbaus. Im Folgenden sind einige Beispiele aufgeführt.

Aldehyddehydrogenase-Defizienz:

Die menschliche Leber-Aldehyddehydrogenase (ALDH) besteht aus zwei Hauptisoenzymen, ALDH I und ALDH II. Bei ca. 40–50 % der chinesischen und japanischen Bevölkerung besteht ein genetischer Mangel an dem Enzym ALDH I. Dies führt dazu, dass Acetaldehyd sich im Körper anreichert und es bei dem Konsum von Alkohol sehr schnell zum sogenannten Flush-Syndrom (Acetaldehydsyndrom) kommt. Dieses Syndrom geht mit Gesichtsrötung, Anstieg der Herzfrequenz, Unterleibsbeschwerden einher und kann in schweren Fällen zu Kopfschmerzen, Schweißausbrüchen, Übelkeit und Erbrechen, Durchfall, Angstgefühl, Schwindel, Zittern, und Krämpfen führen.

Leber-Zirrhose und Ikterus:

Die menschliche Leber-Alkoholdehydrogenase (ADH) katalysiert die chemische Umwandlung von Ethanol zu Acetaldehyd in der Leber. Bei Patienten, welche unter einer weit fortgeschrittenen Leber-Zirrhose oder unter Gelbsucht (Ikterus) leiden, ist die ADH-Aktivität stark reduziert, d. h. der Ethanol-Abbau im Körper ist gestört.

Medikamente:

Verschiedene Medikamente können einen Einfluss auf z. B. die Aktivität der Aldehyddehydrogenase ausüben. Beispielsweise wird durch die Gabe des Medikamentes Disulfiram die ALDH gehemmt und es kommt zu einer Anhäufung von Acetaldehyd und den bereits unter 1. beschriebenen sogenannten Flush-Symptomen wie Schwindel, Fieber und Übelkeit.

Zustand nach Magen-OP (Magenverkleinerung):

Durch die verkürzte Magen-Dünndarm-Passage erfolgt eine rasche Alkoholaufnahme im Dünndarm. Alkoholische Getränke werden bei Vorhandensein eines Magenbypasses also schneller im Körper aufgenommen. Die Resorption ist beschleunigt.

3.8.14 Schluckvolumen

Das normale Schluckvolumen eines einzelnen Schluckes weist eine hohe Variabilität auf und ist im Wesentlichen abhängig vom Alter und dem Mundhöhlenvolumen (siehe **Tabelle 3.4**).[51]

Tabelle 3.4: **Durchschnittliches Einzelschluckvolumen***

Alter	**Mittelwert in ml**	**Spanne**
20–39 Jahre	23,9	7,89–47,26
40–59 Jahre	34,1	10,10–70,28

* modifiziert nach [51]

4 Teilnahme am Straßenverkehr unter dem Einfluss von Drogen

Grenzwerte für Drogen sind – anders als beim Alkohol – bisher nicht definiert bzw. nicht akzeptiert, sodass der Nachweis einer drogenbedingten Fahruntüchtigkeit ebenfalls im Rahmen einer Gesamtbetrachtung erfolgt, wie bei der alkoholbedingten relativen Fahruntüchtigkeit, jedoch unter Berücksichtigung der Besonderheiten der jeweils aufgenommenen Drogen.

Der forensische Sachverständige muss zur Überzeugung des Gerichts dann auf Basis der Drogenkonzentration im Blut und der bekannt gewordenen Ausfallerscheinungen darlegen, ob eine drogenbedingte Fahruntüchtigkeit zum Tatzeitpunkt vorgelegen hat, auszuschließen ist oder bei der gegebenen Beweissituation nicht zweifelsfrei angenommen werden kann. Da keine gesetzlichen Grenzwerte bestehen, gibt es beim Nachweis von Drogen in Blut- und/oder Urinproben eines Verkehrsteilnehmers keine drogenbedingte relative bzw. absolute Fahruntüchtigkeit. Man spricht einfach von einer drogenbedingten Fahruntüchtigkeit.

§ 24a Abs. 2 StVG lautet:

> *„Ordnungswidrig handelt, wer unter der Wirkung eines in der Anlage zu dieser Vorschrift genannten berauschenden Mittels im Straßenverkehr ein Kraftfahrzeug führt. Eine solche Wirkung liegt vor, wenn eine in dieser Anlage genannte Substanz im Blut nachgewiesen wird. Satz 1 gilt nicht, wenn die Substanz aus der bestimmungsgemäßen Einnahme eines für einen konkreten Krankheitsfall verschriebenen Arzneimittels herrührt."*

Anlage 1 zu § 24a StVG fasst die berauschenden Mittel und Substanzen zusammen (siehe **Tabelle 4.1**).

Tabelle 4.1: **Liste der berauschenden Mittel und Substanzen zu § 24a StVG (Stand: 2019)**

Berauschende Mittel	**Substanzen**
Cannabis	Tetrahydrocannabinol (THC)
Heroin	Morphin
Morphin	Morphin
Cocain	Cocain
Cocain	Benzoylecgonin
Amphetamin	Amphetamin
Designer-Amphetamin	Methylendioxyamphetamin (MDA)
Designer-Amphetamin	Methylendioxyethylamphetamin (MDE)
Designer-Amphetamin	Methylendioxymetamphetamin (MDMA)
Methamphetamin	Methamphetamin

Verkehrsrelevant sind demnach insbesondere Cannabis, Morphin (Heroin), Cocain und Amphetamine. Da keine gesetzlichen Grenzwerte existieren, empfiehlt die sog. Grenzwertkommission zur Feststellung einer Ordnungswidrigkeit die folgenden analytischen Grenzwerte (siehe **Tabelle 4.2**):

Tabelle 4.2: **Empfohlene analytische Grenzwerte zur Feststellung einer Ordnungswidrigkeit**

Berauschende Mittel	**Substanzen**	**Grenzwert** [µg/L]
Cannabis	Tetrahydrocannabinol (THC)	1
Morphin (Heroin)	Morphin	10
Cocain	Cocain	10
Cocain	Benzoylecgonin	75
Amphetamin	Amphetamin	25
Designer-Amphetamin	Methylendioxyamphetamin (MDA)	25
Designer-Amphetamin	Methylendioxyethylamphetamin (MDE)	25
Designer-Amphetamin	Methylendioxymetamphetamin (MDMA)	25
Methamphetamin	Methamphetamin	25

Konzentrationen in dieser Höhe können bei Anwendung der Richtlinien der Gesellschaft für Toxikologische und Forensische Chemie (GTFCh) sowohl sicher nachgewiesen als auch quantitativ präzise und richtig bestimmt werden („Analytische Grenzwerte").

Hat der forensische Sachverständige überzeugend dargelegt, dass zum Tatzeitpunkt eine drogenbedingte Fahruntüchtigkeit vorgelegen hat, dann liegt über eine Ordnungswidrigkeit hinausgehend eine Straftat gemäß § 315c StGB (Gefährdung des Straßenverkehrs) und/oder § 316 StGB (Trunkenheit im Verkehr) vor.

Dabei sind die oben aufgeführten Grenzwerte als analytische Grenzwerte zu verstehen. Eine Beeinträchtigung kann, besonders beim Nachweis mehrerer Substanzen im Blut, auch unterhalb dieser Grenzwerte vorliegen.

Als Hilfestellung kann folgende Auflistung dienen, die wichtige Orientierungspunkte bei der Beurteilung der drogenbedingten Fahruntüchtigkeit nennt (siehe **Tabelle 4.3**):

Tabelle 4.3: **Checkliste zur Fahr(un)tüchtigkeit nach Drogenkonsum***

Welche psycho-physischen Auswirkungen hat die Einnahme der festgestellten Drogen auf die Fahrbefähigung allgemein?

Wie wirkt sich die Kombination dieser Stoffe aus?

Welche Bedeutung hat dabei die Konsumform (i.v. oder oral / nasal)?

Bedeutet der Nachweis der Substanzen im Blut / Urin, dass der Betroffene psycho-dynamisch unter der „Einwirkung" der Stoffe stand?

Bedeutet der Nachweis der Substanzen im Blut / Urin, dass der Betroffene psycho-dynamisch unter der „Einwirkung" der Stoffe stand?

Welche gesicherten Erkenntnisse bestehen über die Dosis-Konzentrations-Wirkungs-Beziehungen der einzelnen nachgewiesenen Stoffe bzw. der nachgewiesenen Stoffe in ihrer Kombination?

Erlaubt die nachgewiesene Konzentration der Wirkstoffe im Blut / Urin für sich allein eine generelle Aussage über die Fahrbefähigung zur Tatzeit?

Bestehen Hinweise, dass die akute Drogenwirkung an sich, und nicht lediglich andere Faktoren wie Lebensführung, Sozialverhalten und Wahllosigkeit des Drogenkonsums, die Fahrbefähigung beeinträchtigt (hat)?

Mit welchem Grad an Sicherheit können die beschriebenen Ausfallerscheinungen ursächlich auf die Drogeneinnahme zurückgeführt werden?

Wie wirken sich die verschiedenen Stadien der Drogenwirkung (Resorption, Elimination, Entzug) auf die psycho-physische Leistungsfähigkeit des Betreffenden aus?

In welcher Phase befand sich der Betroffene zur Tatzeit?

Welche Forderungen ergeben sich aus den Unterschieden im individuellen Abbauverlauf der festgestellten toxischen Stoffe für den Zustand des Betroffenen zum Tatzeitpunkt?

Sind die von den Polizeibeamten für den Anhaltezeitpunkt und die von dem Arzt bei der Blutentnahme beschriebenen Zustandsbilder vereinbar mit den nach gesicherter Erkenntnis aufgrund der Intoxikation zu erwartenden Ausfallerscheinungen?

Ist ein ggf. unauffälliger ärztlicher Untersuchungsbefund vereinbar mit den festgestellten Blutspiegeln und den von den Polizeibeamten beschriebenen Ausfallerscheinungen?

* modifiziert nach [43]

Die Beurteilung einer drogenbedingten Fahruntüchtigkeit kann unter Umständen schwierig sein, da die psychischen bzw. psychophysischen Wirkungen durch die vorgefertigten Bögen der Polizei nicht ausreichend erfasst werden. Der Sachverständige muss also anhand von eventuell vorhandenen Zeugenaussagen und Fahrauffälligkeiten / -fehlern sowie festgestellten Ausfallerscheinungen eine Beurteilungsgrundlage erfragen. Eine Beurteilung allein anhand der gemessenen Serumkonzentrationen ist nicht zulässig. Es ist stets zu prüfen, ob im Fahrverhalten oder im persönlichen Verhalten Auffälligkeiten festgestellt worden sind, die zu den typischen unerwünschten / erwünschten Wirkungen der Substanz zählen, nicht ebenso gut anders erklärt werden können, und die geeignet sind, in ihrer Auswirkung die Fahrtüchtigkeit erheblich zu beeinträchtigen.

Merke:
Die in Tab. 4.1 auf Seite 46 aufgeführten Grenzwerte sind als analytische Grenzwerte zu verstehen. Eine strenge Dosis-Wirkungs-Beziehung besteht nicht. Beeinträchtigungen können, besonders beim Nachweis mehrerer Substanzen im Blut, auch unterhalb dieser Grenzwerte vorliegen. Zur Beurteilung der Fahrtüchtigkeit des Beschuldigten ist neben dem Nachweis der Aufnahme von beeinträchtigenden Substanzen auch dessen psycho-physisches Zustandsbild bzw. dessen Fahrweise heranzuziehen.

4.1 Cannabisprodukte

Cannabisprodukte als Rauschmittel werden aus den Pflanzenteilen der weiblichen Hanfpflanze (*Cannabis sativa*) gewonnen. Die getrockneten Pflanzenteile werden als Marihuana oder häufig auch „Gras“ bezeichnet, die gepressten harzhaltigen Pflanzenteile als Haschisch oder „Piece“. Eine andere Konsumform ist das Haschisch-Öl. Die relevantesten Wirksubstanzen sind Δ^9-Tetrahydrocannabinol (THC), Cannabinol und Cannabidiol. Cannabidiol (CBD) weist jedoch keine psychotrope Wirkung auf und unterliegt somit nicht dem Betäubungsmittelgesetz.

Marihuana hat in Deutschland einen mittleren THC-Gehalt von etwa 8 % (in den Niederlanden bis zu 16 %). Haschisch enthält im Mittel etwa 16 % THC. Der mittlere THC-Gehalt von Haschisch-Öl liegt bei etwa 30 %.

Bei dem Konsum von Cannabisprodukten erfolgt die Aufnahme des Wirkstoffs THC in den Körper, welcher hier u. a. im Blutserum nachweisbar ist. Cannabisprodukte können inhalativ oder oral aufgenommen werden. Der Wirkstoff THC wird im menschlichen Körper rasch verstoffwechselt zu 11-Hydroxy-Δ^9-Tetrahydrocannabinol (11-OH-THC), das weiter zu 11-Nor-Δ^9-Tetrahydrocannabinol-9-Carbonsäure (THC-COOH) metabolisiert wird. THC und 11-OH-THC sind psychotrop wirksam, während THC-COOH pharmakologisch keine Wirkung zeigt.[44]

4.1.1 Halbwertzeiten und Nachweisbarkeit

Das THC weist in den ersten 2–3 Stunden nach Konsumende eine Serumhalbwertzeit (HWZ) von 30–60 Min. auf. Die HWZ erhöhen sich auf Werte um 24 Std., je länger der Konsum zurückliegt. Die HWZ von 11-OH-THC liegt in der terminalen Eliminationsphase zwischen 12 und 18 Stunden (bis zu 24 Stunden). Der Metabolit THC-COOH weist deutlich längere HWZ auf (25–37 Std. in der terminalen Eliminationsphase), die in der Endphase der Elimination bei 8 Tagen liegen kann, d. h. im Serum ist die THC-COOH mehrere Tage nachweisbar. Bei chronischem Konsum kann der Metabolit THC-COOH im Urin bis ca. 3 Monate nach dem letzten Konsum nachgewiesen werden. Dies liegt unter anderem an der guten Fettlöslichkeit von THC. Bei regelmäßigem Konsum reichert sich THC im Fettgewebe an und wird erst nach und nach wieder in den Blutkreislauf freigesetzt.[44] **Tabelle 4.4** fasst die Werte zusammen.

Tabelle 4.4: **Nachweisbarkeitsdauer von THC und THC-COOH in Serum und Urin**

Substanz	Serum	Urin
THC	• 12–48 Std. bei Gelegenheitskonsum (dosis- und BMI-abhängig bis zu 72 h) • bis 7 Tage bei chronischem Konsum	• mehrere Stunden bis wenige Tage (Abhängig von Dosis und Konsumverhalten)
11-OH-THC	• 4–20 Std. bei Gelegenheitskonsum (dosisabängig 72 h) • 1–2 Tage bei chronischem Konsum	• mehrere Stunden bis wenige Tage (Abhängig von Dosis und Konsumverhalten)
THC-COOH (inaktiver Metabolit)	• 2–3 Tage bei Gelegenheitskonsum (dosisabhängig) • bis 3 Wochen bei chronischem Konsum	• 2–3 Tage bei Gelegenheitskonsum (dosisabhängig) • bis 3 Monate bei chronischem Konsum

4.1.2 Inhalative Aufnahme

Bei einer inhalativen Aufnahme werden 10–20 mg THC als wirksame Rauschdosis angesehen.[39] Im Mittel enthält eine „Hasch-Zigarette" (Joint) ca. 30–50 mg THC.[48] Die Bioverfügbarkeit liegt für den inhalativen Konsum bei etwa 18–50 % (Haschzigarette), wodurch es zu einer sehr schnellen THC-Absorption kommt. Maximale THC-Serumkonzentrationen werden bereits nach ca. 10–20 Min. erreicht. Die THC-Konzentration sinkt dann innerhalb von 1–2 Std. schnell wieder ab. Bereits ca. 30 Min. nach Konsumende sinkt die THC-Konzentration auf ca. 50 % der Ausgangskonzentration. Die maximal erreichbare Serumkonzentration ist abhängig vom Wirkstoffgehalt des konsumierten Produktes. Obwohl zwischen der konsumierten THC-Dosis und der THC-Serumkonzentration ein linearer Zusammenhang besteht, lässt sich die maximal erreichbare Serumkonzentration in der Praxis nicht aus dem Konsumzeitpunkt und/oder der konsumierten Menge herleiten. Die Pharmakokinetik ist multiexponentiell und die aufgenommene Wirkstoffmenge ist ohnehin selten bekannt. Maximale Serumkonzentrationen von ca. 150–250 µg/L sind jedoch möglich.

4.1.3 Orale Aufnahme

Im Gegensatz zur inhalativen Aufnahme liegt die Bioverfügbarkeit hier bei nur 4–12 %. Die Resorption findet somit deutlich verzögert statt. Maximale Serumkonzentrationen werden in der Regel nach ca. 2–6 Std. erreicht. Außerdem kann es zum wiederholten Anstieg der THC-Konzentration im Blut kommen (mehrere Maxima).[48][26]

4.1.4 Passivrauchen von Cannabisprodukten

Das passive Einatmen von Cannabisrauch kann theoretisch zu THC-Serumkonzentrationen von bis zu 5,0 µg/L führen. Dies ist jedoch nur nach einer extremen Exposition in sehr THC-haltigem Cannabis-Rauch zu beobachten, was von passiven Konsumenten nicht ignoriert werden kann. THC- und THC-COOH-Serumkonzentration von $\leq$2 µg/L sind realistischer und ggf. mit einem ausgeprägten Passivkonsum vereinbar. Eine Beeinträchtigung verkehrsrelevanter Eigenschaften kann beim Passivkonsum nicht angenommen werden. Im Urin können durch Passivrauchen THC-COOH-Konzentrationen von $\leq$ 10 µg/L erklärt werden.

4.1.5 Wirkung von Cannabisprodukten

Während des Cannabisrausches können zahlreiche Wirkungen gleichzeitig oder nacheinander beobachtet werden, so Störungen der Urteils- und Kritikfähigkeit, Beeinträchtigungen der Stimmungslage, des Antriebs, formale und inhaltliche Denkstörungen. Neben stimmungs- und aktivitätsgehobenen Zuständen treten auch Verlangsamung und Desinteresse auf. Die Aufmerksamkeits- und Konzentrationsleistungen sind beeinträchtigt, es besteht erhöhte Ablenkbarkeit. Daneben sind Störungen der Sinneswahrnehmungen zu nennen mit Beeinträchtigung der räumlichen Orientierung. Insbesondere kommt es in Stresssituationen auch zur Verlängerung der Reaktionszeit. Die stärksten psycho-physischen Beeinträchtigungen treten dann auf, wenn die Konzentration im Blut bereits wieder absinkt.

Außerdem kann es zu atypischen Rauschverläufen mit folgenden psycho-pathologischen Störungen kommen: Angst, Panik, Depressionen, Aggressionen, innere Unruhe, Verwirrtheit, Wahnerlebnisse, Desorientiertheit, Halluzinationen, Größenverzerrungen, schizophrene Erlebnisinhalte („temporale Desintegration") und (andere) psychotische Zustandsbilder. Grundsätzlich wird die Meinung vertreten, dass der Cannabisrausch je nach Persönlichkeitsstruktur, momentaner psychischer Verfassung, äußeren Umständen, Cannabiserfahrung, Konsumart und Menge des zugeführten THC völlig verschiedenartig verlaufen kann. Cannabis kann selbst beim gleichen Konsumenten – je nach den Begleitumständen – völlig unterschiedliche Wirkungen entfalten. Der Cannabisrausch ist somit in seinem Verlauf im Einzelfall weder berechen- noch prognostizierbar. Eine strenge Dosis-Wirkungs-Beziehung besteht nicht.

4.1.6 Wirkdauer und Rauschphasen von Cannabis

Die Dauer einer Cannabiswirkung ist zunächst dosis- und gewöhnungsabhängig. Grundsätzlich kann davon ausgegangen werden, dass die Beeinträchtigung verkehrsrelevanter Eigenschaften in den ersten 1–2 Stunden nach Konsum am deutlichsten ist. Die Leistungseinschränkungen lassen dann aber schnell nach. Einzelne Fähigkeiten können noch 6–8 Stunden nach dem Konsum beeinträchtigt sein. Dies gilt insbesondere bei anfänglich hohen Cannabisdosierungen, Gelegenheitskonsumenten und für Situationen mit einer hohen Informationsdichte. Bei chronischen Konsumenten kann die Cannabiswirkung nach 1–2 Stunden bereits vollständig abgeklungen sein. Ein typischer Rauschverlauf kann grob in drei Phasen unterteilt werden (siehe **Tabelle 4.5**).

Tabelle 4.5: **Typische Rauschphasen nach Cannabiskonsum**

Phase	Dauer nach Konsum	Auffälligkeiten
Akute Phase	1–2 Std.	• Zentrale Dämpfung • möglicherweise Störungen der Motorik und Aussprache • gerötete, glasige Augen • weite, lichtstarre Pupillen • generell verlangsamt • Begriffsstutzigkeit
Subakute Phase	4–6 Std.	• Verlangsamung rückläufig • eher euphorisch • eingeschränkte Kritikfähigkeit • Selbstüberschätzung
Postakute Phase	etwa 12–24 Std.	• Verminderter Antrieb • Passivität

4.1.7 Fahrtüchtigkeit unter der Wirkung von THC

Nach dem Konsum von Cannabinoiden werden in der sogenannten akuten Phase (ca. 1–2 Stunden nach akutem Konsum) häufig als Fahrauffälligkeiten eine niedrige Geschwindigkeit, ein grundloser Wechsel der Geschwindigkeit, Schwierigkeiten beim Halten der Spur und ein leichte Ablenkbarkeit und Konzentrationsschwäche, wodurch keine adäquate Reaktion auf unerwartete Ereignisse gegeben ist, beobachtet.[44] In der sogenannten subakuten Phase, welche sich an die akute Phase anschließt (ca. 4–6 Stunden nach akutem Konsum), werden als Fahrauffälligkeiten häufig eine riskante Fahrweise mit überhöhter Geschwindigkeit, das Übersehen von roten Ampeln sowie ebenfalls eine leichte Ablenkbarkeit und Konzentrationsschwäche beobachtet.

Die Bewertung von THC-Serumkonzentrationen ist komplex und sollte immer in Zusammenschau mit dem Konsumverhalten durchgeführt werden, da sich die Konzentrationsverläufe von THC, 11-OH-THC und THC-COOH abhängig von der Konsumhäufigkeit signifikant unterscheiden können. Derzeit kann ein chronischer Konsum mittels Analyse von Serum nicht sicher festgestellt werden. THC-Konzentrationen von ≥ 3,0 µg/L sprechen bei Gelegenheitskonsumenten für einen aktuellen Cannabiskonsum und somit für eine potentielle Cannabis-Beeinflussung. Konzentrationen ≥ 3,0 µg/L sind bei einem länger zurückliegenden Konsum nur durch eine Anreicherung nach regelmäßigem Konsum zu erklären. Die folgende **Tabelle 4.6** soll als Hilfestellung dienen.

Tabelle 4.6: **Hilfestellung zur Bewertung von Cannabinoid-Befunden im Serum**

	Gelegenheitskonsument (≤ 1 Joint / Woche)	**chronischer Konsument (nahezu täglich)**
THC	• < 1 µg/L weniger als 12 Stunden nach Konsum • ≥ 3 µg/L = aktueller Konsum	• >1 µg/L über 12 Stunden nach dem Konsum (Anreicherung) • ≥ 3 µg/L auch nach 24 Stunden möglich (Anreicherung)
THC-COOH	• deutlich unter 75 µg/L • 6 bis 8 Stunden nach Konsum deutlich unter 30 µg/L	• i. d. R ≥ 150 µg/L, aber auch deutlich niedrigere Spiegel möglich (wie bei Gelegenheitskonsumenten)
Rauschdauer	• max. 12 Stunden nach Konsum	• max. 6–8 Stunden nach Konsum
Leistungseinschränkung (Straßenverkehr)	• ab ≥ 2 µg/L THC • 2–6 Stunden nach Rauchen	• ab ≥ 10 µg/L THC Impulskontrolle gestört, sonst unauffällig (Toleranz)
Wechselwirkung	• mit Alkohol (synergistisch)	• mit Alkohol (synergistisch)

4.1.8 Trennungsvermögen / -bereitschaft zwischen Cannabiskonsum und Verkehrsteilnahme

Kann ein Verkehrsteilnehmer zwischen dem Konsum von Cannabis und seiner Verkehrsteilnahme nicht genügend trennen, so kann die Fahrerlaubnisbehörde auf Grundlage des § 3 Abs. 1 StVG in Verbindung mit § 46 Abs. 1 Fahrerlaubnis-Verordnung (FeV) die Fahrerlaubnis entziehen. Die Grenzwertkommission hat vorgeschlagen, ab einer THC-Konzentration von 3,0 µg/L THC regelmäßig von einem mangelnden Trennungsvermögen auszugehen.[4]

4.1.9 Legale Cannabisprodukte

In Europa darf Hanf als industrielle Nutzpflanze angebaut werden. Diese sog. Faserhanfsorten dürfen gemäß EU-Vorgaben nicht mehr als 0,2 % THC enthalten. Bestandteile der Hanfpflanze (Samen, Blüten, Blätter, Stengel) werden zunehmend zur Herstellung von Lebensmitteln eingesetzt. Zur ständig anwachsenden Produktpalette gehören beispielweise Hanfsamen, Hanföl, Hanfmehl, Hanf-Tee, Müsliriegel und Senf mit Hanf, Hanfgetränke wie Bier oder Limonade und auch Nahrungsergänzungsmittel, wie z. B. CBD-Öl oder Hanf-Protein-Pulver. Die minimale Wirkdosis pro Tag und Mensch wird mit 2,5 mg THC angesetzt. Gemäß BgVV sollte die tägliche Aufnahme von THC mit hanfhaltigen Lebensmitteln daher 1–2 µg/kg Körpergewicht nicht überschreiten (Sicherheitsfaktor von 20).[52][7] Somit ergeben sich folgende THC-Richtwerte für Lebensmittel:

Tabelle 4.7: **THC-Richtwerte für verzehrfertige Lebensmittel***

Lebensmittel	**THC-Richtwert (BgVV)**
alkoholische Getränke	5 µg/kg
nicht-alkoholische Getränke	5 µg/kg
Speiseöle	5000 µg/kg
andere Lebensmittel	150 µg/kg

* modifiziert nach Presseinformation des Bundesinstituts für Risikobewertung. 07/2000

Diese Richtwerte sind keine verbindlichen Grenzwerte, werden jedoch als maßgeblich für die Gewährung von Lebensmittel-Verkehrsfähigkeiten angewendet. Laut BfR werden die Richtwerte häufig überschritten (vor allem bei hanfhaltigen teeähnlichen Erzeugnissen, Produkten aus Hanfsamen und hanfhaltigen Nahrungsergänzungsmitteln).

Besonders hervorzuheben sind in diesem Zusammenhang CBD-Produkte (meist Öle). CBD gehört zu den nicht-psychotropen Cannabinoiden des Nutzhanfes. Der Substanz werden eine Menge von gesundheitsfördernden Eigenschaften zugeschrieben. CBD-haltige Produkte werden als Arznei-, Lebens- oder Nahrungsergänzungsmittel angeboten. Die rechtliche Bewertung von Produkten, die CBD enthalten, hängt von der Zusammensetzung der Präparate ab. Aufgrund der pharmakologischen Eigenschaften von CBD sei es nach Ansicht des BfArM als Arzneimittel einzustufen. Seit dem 1. Oktober 2016 ist CBD in der Anlage 1 der Arzneimittelverschreibungsverordnung (AMVV) aufgenommen. Damit sind Arzneimittel, die CDB enthalten – unabhängig von der Dosis oder des Verabreichungswegs – der arzneimittelrechtlichen Verschreibungspflicht gemäß § 48 AMG unterworfen. Das Nebenwirkungsprofil und Interaktionspotenzial von CBD ist derzeit nicht abschließend beurteilbar. Daher ist CBD als Stoff anzusehen, der bei Anwendung ohne ärztliche Überwachung die Gesundheit des Menschen auch bei bestimmungsgemäßem Gebrauch unmittelbar oder mittelbar gefährden könne. In der AMVV ist jedoch lediglich die Abgabe geregelt, nicht der Produktstatus an sich. Daher muss die Arzneimitteleigenschaft bei Produkten, die CBD enthalten, durch die zuständigen Landesbehörden im Einzelfall geprüft werden. Als Einzelsubstanz ist CBD in den Anlagen des BtMG nicht aufgeführt. Bei der Extraktion von CBD kann ein gewisser Anteil an THC nicht ausgeschlossen werden, sodass ein Grenzwert von 0,2 % zulässig ist. Enthalten Arzneimittel neben CBD auch den Wirkstoff THC über den Grenzwert von 0,2 % hinaus, handelt es sich um ein Betäubungsmittel im Sinne des BtMG.[70][54]

Die EU-Kommission hat CBD als neuartiges Lebensmittel („novel food") eingestuft. Dies bezieht sich auf den Bereich der Lebens- bzw. Nahrungsergänzungsmittel, also nur auf solche CBD-haltigen Produkte, die weder Betäubungs- noch Arzneimittel sind. Die Qualifizierung im Novel Food-Katalog von CBD als neuartiges und damit zulassungsbedürftiges Lebensmittel wird kontrovers diskutiert.

Zur Frage, ob die Inhalation von Hanfprodukten mit einem THC-Gehalt von höchstens 0,2 % zu THC-Serumkonzentrationen von 1 ng/ml oder mehr führen kann, liegen keine kontrollierten Studien vor. Es ist anzuzweifeln, ob es in der Realität zu einem forensisch relevanten THC-Wert im Blutserum führt.

4.1.10 Wechselwirkungen

Beim gleichzeitigen Konsum von Ethanol und Cannabisprodukten wurde eine additive Leistungsminderung beschrieben. Cannabisprodukte werden häufig im Anschluss an den Konsum von stimulierenden Substanzen wie Cocain oder Amphetamin konsumiert, um „runter zu kommen" und Schlaf finden zu können.

4.1.11 Medizinische Cannabispräparate

Die medizinischen Indikationen von Cannabisprodukten lassen sich drei Wirkstoffen (THC, CBD und Nabilon [das Keton]) zuordnen.

THC:
Anorexie / Kachexie (vorwiegend bei AIDS-Patienten), Übelkeit und Erbrechen bei Chemotherapie sowie zentrale und neuropathische Schmerzen.[15]

Cannabidiol (CBD, nicht psychoaktiv):
REM-Schlafstörungen. Weiter wurden antioxidative, antiinflammatorische, antikonvulsive, antiemetische, anxiolytische, hypnotische und antipsychotische Effekte beschrieben.[15]

In der Regel werden die entsprechenden Präparate oral oder inhalativ aufgenommen.

Zugelassene Fertigarzneimittel sind:

Canemes® (Wirkstoff: Nabilon, vollsynthetisches Cannabinoid):
THC-Derivat. [15]

Sativex® (Cannabisextrakt [Nabiximols]):
Kombinationspräparat aus hauptsächlich THC und CBD.[15]

Neben Sativex® existieren einige Präparate, die sich noch in der Entwicklungsphase befinden. Zum Beispiel Epidiolex (pures, in Öl gelöstes CBD), welches zur Behandlung von Epilepsie, insbesondere des Dravet-Syndroms und des Lennox-Gastaut-Syndroms eingesetzt wird.

Ferner ist verkehrsfähig:

Marinol® (Wirkstoff: Dronabinol [THC]):
In Deutschland nach der BtMVV für spezielle Indikationen zugelassen.

Als Marker für einen zusätzlichen Cannabis-Missbrauch kann der Nachweis von Δ^9-Tetrahydrocannabinolsäure A (THCA-A) im Blut herangezogen werden. In frischem Pflanzenmaterial liegt etwa 90 % des gesamten THC in Form von THCA-A vor. Durch Lagerung, Fermentierung, Erhitzen oder Rauchen wird aus THCA-A das THC freigesetzt.[15]

Für einzelne Patienten und Apotheken gab es Ausnahmegenehmigungen durch das Bundesinstitut für Arzneimittel und Medizinprodukte (BfArM) zum Bezug von getrockneten Cannabisblüten. Mit Inkrafttreten des Gesetzes zur Änderung betäubungsmittelrechtlicher Vorschriften am 06. März 2017 wurde Cannabis (Pflanzenteile und -extrakte) von Anlage I in Anlage III Betäubungsmittelgesetz (BtMG) übernommen. Die Ausnahmeerlaubnis des BfArM zum Bezug von Cannabisblüten aus Apotheken entfällt seitdem. Ärzte dürfen, für einen Zeitraum von 30 Tagen, Höchstmengen von bis zu 100 g getrocknete Cannabisblüten und 1 g Cannabisextrakt (bezogen auf den THC-Gehalt) verschreiben. Die Cannabisblüten können bis ca. 22 % THC (Sorte Bedrocan oder Pedanios 22/1) enthalten. Die Anwendung und Dosierung von Cannabisblüten ist schwierig und die optimale Dosierung muss patientenindividuell ermittelt werden. Die Anwendung sollte durch Inhalation mit Hilfe einen Vaporisators stattfinden.[15]

4.1.12 Fahrtüchtigkeit unter der Wirkung von medizinischen Cannabispräparaten

Cannabispatienten dürfen am Straßenverkehr teilnehmen, sofern sie aufgrund der Medikation nicht in ihrer Fahrtüchtigkeit eingeschränkt sind. Darauf hat die Bundesregierung hingewiesen. Die Patienten müssten in der Lage sein, das Fahrzeug „sicher zu führen". Patienten drohe keine Sanktion nach dem Straßenverkehrsgesetz, „wenn Cannabis aus der bestimmungsgemäßen Einnahme eines für einen konkreten Krankheitsfall verschriebenen Arzneimittels herrührt".

Zweck der Regelung sei, dass „durch die Medikation die grundsätzliche Fahrtüchtigkeit erst wieder hergestellt wird".[11]

Bei missbräuchlicher Einnahme eines cannabishaltigen Medikaments ist eine Entziehung der Fahrerlaubnis jedoch möglich. Bei Erstverordnung und während der Titrationsphase sollte seitens des Arztes der Hinweis ergehen, dass kein Fahrzeug im öffentlichen Straßenverkehr geführt werden sollte. Wer bei bestimmungs- bzw. verschreibungsgemäßer Einnahme unter der Wirkung von medizinischen Cannabisprodukten ein Fahrzeug im öffentlichen Verkehrsraum führt, begeht keine Ordnungswidrigkeit. Dieses sog. Arzneimittelprivileg gilt allerdings nur für Ordnungswidrigkeiten und nicht für eine cannabisbedingte Fahruntüchtigkeit bei entsprechenden Fahrfehlern und Ausfallerscheinungen im Sinne einer „Trunkenheit im Verkehr" (§ 316 StGB) oder einer „Gefährdung des Straßenverkehrs" (§ 315c StGB). Ärztlicherseits sollte erst bei einer gleichbleibenden regelmäßigen Medikation (nach der Einstellungsphase), nach Beurteilung des Leistungsbildes des Patienten sowie einem verantwortungsvollen Umgang des Patienten mit dem Medikament, einer aktiven Teilnahme am Straßenverkehr zugesprochen werden.[15]

Merke:
Bei der Beurteilung von Cannabisbefunden muss zwischen Gelegenheitskonsumenten und chronischen Konsumenten unterschieden werden. Folglich sind nicht alle analytisch erlangten Werte vergleichbar. Bezüglich der Wirkung von Cannabisprodukten und dem Rauschverlauf ist zu beachten, dass teils erhebliche (inter-)individuelle Unterschiede vorliegen können.

4.1.13 Besonderheiten

- Die Aufnahme von medizinischem Cannabis (Medizinalcannabis) lässt sich zum jetzigen Zeitpunkt analytisch nicht mit der im Strafrecht erforderlichen Sicherheit von einem rekreativen bzw. missbräuchlichen Konsum abgrenzen.

4.2 Cocain

Cocain wird aus den Blättern des Cocastrauches gewonnen. Es gehört zu den zentral-stimulierenden Wirkstoffen, die zeitlich begrenzt zu einer erhöhten Wachheit und Hyperaktivität, zu einer erhöhten psychischen Leistungssteigerung und Belastbarkeit (subjektiv empfundene Leistungssteigerung bei objektivierbaren Einbußen) sowie zu Konzentrations- und Aufmerksamkeitsstörungen, evtl. Halluzinationen, erhöhtem Selbstvertrauen bis zur Selbstüberschätzung, Euphorie, sexueller Stimulation, Erhöhung der Stoffwechselprozesse mit Erhöhung der Körpertemperatur und Pupillenerweiterung führen. Bei höherer Dosierung und nachlassender Wirkung finden sich Schlaflosigkeit, erhöhte Reizbarkeit, Nasenbluten, wahnhafte Vorstellungen sowie Depressionen, chronische Müdigkeit und verschlechterte Konzentrationsfähigkeit. Die wesentlichen Stoffwechsel- bzw. Abbauprodukte von Cocain sind Benzoylecgonin (BE), Methylecgonin (ME) und Norcocain. Während BE und ME außerhalb des zentralen Nervensystems (ZNS) keine pharmakologische Aktivität besitzen, handelt es sich bei Norcocain auch außerhalb des ZNS um einen pharmakologisch aktiven Metaboliten. Bei Aufnahme von Cocain und Ethanol in zeitlicher Nähe, kommt es zur Bildung des pharmakologisch aktiven Cocaethylen. Man unterscheidet in der Regel drei Handels- bzw. Konsumformen: Cocain-Hydrochlorid, Cocain-Base und „Crack".

Cocain-Hydrochlorid (Cocain-HCl):
Umgangssprachlich wird Cocain-HCl auch als Koks oder Schnee bezeichnet. Es ist sehr gut wasserlöslich und daher für die nasale, orale oder intravenöse Applikation gut geeignet. Der Konsum durch Rauchen ist ebenfalls möglich, hierbei verbrennt jedoch ein großer Teil. Bei Cocain-HCl handelt es sich um die gebräuchlichste konsumierte Form von Cocain in Deutschland.

„Free Base" (Cocain Base, freie Base):
„Free Base" ist das Produkt der Aufschlämmung von Cocain-HCl in alkalischem Wasser und anschließender Extraktion mit einem organischen Lösungsmittel. Das Lösungsmittel lässt man anschließend verdampfen und erhält die freie Base. Die freie Base ist wasserunlöslich und wird geraucht.

„Crack":
Der Wirkstoff von Crack ist ebenfalls die freie Base von Cocain. Unterschiede finden sich lediglich im Herstellungsprozess. Crack entsteht durch Erhitzen einer Mischung von Cocain-HCl mit anorganischen Basen (z. B. Backpulver) und wenig Wasser. Folglich ist Crack ebenfalls nicht wasserlöslich.

4.2.1 Halbwertzeit und Nachweisbarkeit

Die HWZ von Cocain beträgt ca. 40–90 Min., die von BE ca. 4–7 Std. und die von ME 3–5 Std.. Die Dauer für die Nachweisbarkeit im Serum ist abhängig von der Dosis und von der Konsumform. Cocain ist auch in entnommenen Blutproben instabil und wird durch Esterasen abgebaut. Durch Natriumfluorid im Entnahmesystem wird Cocain stabilisiert. **Tabelle 4.8** fasst die Nachweisbarkeitsdauer von Cocain, ME und BE zusammen.

Tabelle 4.8: **Nachweisbarkeitsdauer von Cocain in Serum und Urin**

Substanz	**Serum**	**Urin**
Cocain	• 4–6 Std.	• 6–8 Std. (bis 12 Std. bei hoher Dosierung (ca. 100 mg)
Benzoylecgonin (BE)	• 1–2 Tage (dosisabhängig)	• 3–6 Tage (dosisabhängig)
Methylecgonin (ME)	• 1–2 Tage (dosisabhängig)	• 3–6 Tage (dosisabhängig)

4.2.2 Konsumformen von Cocain

Wie bereits erwähnt unterscheidet man im Wesentlichen zwei Konsumformen: „Crack" (Cocain-Base) und Cocain-HCl. Die Resorptionsgeschwindigkeit hängt maßgeblich von der Konsumform und der Applikationsart ab.

4.2.2.1 Cocain-HCl

Cocain-HCl ist wasserlöslich und kann theoretisch über jede Schleimhaut (meist nasal), oral oder intravenös aufgenommen werden. Vorwiegend wird Cocain-HCl nasal konsumiert (geschnupft).

Bei **intranasaler Applikation** wird die maximale Serumkonzentration von Cocain nach wenigen Minuten erreicht. Nach ca. 6–8 Std. ist Cocain in der Regel nicht mehr im Serum nachweisbar (dosisabhängig). Unter sonst gleichen Bedingungen erreicht der Metabolit BE die maximale Serumkonzentration nach etwa 2–3 Std. Aufgrund der wesentlich längeren HWZ gegenüber Cocain, kann BE jedoch bis zu 48 Stunden im Serum nachgewiesen werden. Dies gilt weitestgehend auch für ME.

Nach **intravenöser Applikation** wird die maximale Serumkonzentration von Cocain sofort erreicht, die von BE und ME nach etwa 60 Minuten. Die Serumkonzentrationen sinken dann mit nahezu der gleichen Geschwindigkeit wie bei der intranasalen Applikation wieder ab.

4.2.2.2 „Crack" (Cocain-Base)

Crack ist wasserunlöslich und kann daher nur geraucht bzw. inhaliert werden. Die Lunge bietet eine große resorptive Oberfläche, sodass eine schnelle und nahezu vollständige Aufnahme des inhalierten Wirkstoffes stattfinden kann. Folglich erreicht die Cocain-Serumkonzentration ihr Maximum bereits wenige Sekunden nach Konsum. BE und ME benötigen etwa 2 Std. Nach 6–8 Std. ist Cocain meist nicht mehr nachweisbar, BE und ME nach etwa 48 Std..

Die Nachweisbarkeitsdauer ist stets dosisabhängig und kann variieren. Bei wiederholter Aufnahme in zeitlicher Nähe kann es zur Kumulation v. a. der Abbauprodukte kommen.

4.2.3 Wirkung von Cocain

Cocain gehört zu den zentralerregenden Psychostimulanzien. Es blockiert die Wiederaufnahme der Monoamine Dopamin, Serotonin und Noradrenalin aus dem synaptischen Spalt in die präsynaptische Zelle. Man unterscheidet drei Rauschstadien, auf die im Folgenden näher eingegangen werden soll. Eine strenge Dosis-Wirkung-Beziehung besteht nicht, sodass sich allein anhand einer nachgewiesenen Serumkonzentration kein Rauschzustand ableiten lässt.

Nach Konsum passiert Cocain die Blut-Hirn-Schranke rasch und reichert sich im ZNS an. Der Abbau findet hier langsamer als im Blut statt, wodurch es bei zeitnaher, wiederholter Aufnahme zu einer Akkumulation im Gehirn gegenüber dem Blut kommen kann (Verhältnis bis zu 20:1). Folglich ist auch bei niedrigen oder negativen Cocainbefunden und positiven BE-Befunden im Blut eine akute Cocainwirkung möglich.

4.2.3.1 Euphorisches Eingangsstadium

Unmittelbar nach dem Konsum kommt es zunächst zu einer Euphorie, Antriebssteigerung, erhöhter Risikobereitschaft, Einschränkung von Kritikfähigkeit und Urteilsvermögen, Enthemmung, Selbstüberschätzung, Rededrang und Unterdrückung von Müdigkeit. Bei intranasaler Applikation wird dieses Stadium nach wenigen Minuten erreicht; bei intravenöser oder inhalativer Applikation nach wenigen Sekunden. Entsprechend der schnelleren Anflutung im Gehirn ist die Intensität der Rauschwirkung nach Injektion oder Rauchen auch größer als nach intranasalem Konsum. Die stark euphorische Phase hält etwa 10–45 Min. an.

4.2.3.2 Rauschstadium

Im eigentlichen Rauschstadium lässt die Euphorie nach. Es kann zum Teil zu einer negativen, angsterfüllten Verkennung äußerer Reize sowie nervösen Erregungszuständen kommen. Weiter sind taktile und visuelle Illusionen und paranoid-halluzinatorische Zustände möglich (Verfolgungswahn).

4.2.3.3 Depressives Stadium

1–2 Std. nach dem Konsum klingt der Cocainrausch mit dem depressiven Stadium aus. Dieser Zustand kann von Müdigkeit, Antriebslosigkeit, Depression und Reizbarkeit geprägt sein, was zu einem starken Verlangen nach einem erneuten Cocain-Konsum führen kann.

Merke:
Die letzten beiden Rauschphasen müssen nicht zwingend auftreten und werden am ehesten nach intravenösem oder inhalativem Konsum beschrieben. Beim Schnupfen von Cocain ist der Rauschverlauf milder (längere Anflutungsphase).

4.2.4 Fahrtüchtigkeit unter dem Einfluss von Cocain

Besonders im euphorischen Rauschstadium kommt es bei einer subjektiv empfundenen erhöhten Leistungsfähigkeit zu objektiven Leistungseinschränkungen. Erhöhtes Selbstbewusstsein, erhöhte Risikobereitschaft und Reizbarkeit sowie Enthemmung sind insgesamt nicht mit dem sicheren Führen eines Fahrzeugs im Straßenverkehr vereinbar. Auch wenn im zweiten und dritten Rauschstadium wenig oder kein Cocain mehr im Blut nachgewiesen werden kann, können erhebliche Einschränkungen der Fahrtüchtigkeit auftreten (siehe Rauschstadium und depressives Stadium). Zu den verkehrsrelevanten und nach außen hin feststellbaren Wirkungen gehören Ideenflucht, verminderte Aufmerksamkeit, Reizbarkeit, Aggressivität, erweiterte Pupillen ohne Helladaptation, Redseligkeit, Rastlosigkeit und Bewegungsdrang. Als Fahrauffälligkeiten werden häufig eine enthemmende und risikobereite Fahrweise mit unangepasster Geschwindigkeit beschrieben. Weiterhin werden eine erhöhte Blendempfindlichkeit und erweiterte Pupillen beobachtet (siehe **Tabelle 4.12**). In der 2. und 3. Rauschphase kann es zu langsamen und wechselnden Fahrgeschwindigkeiten kommen.

4.2.5 Wechselwirkungen

Prinzipiell interagieren mit Cocain alle Substanzen die in die Funktion von Katecholaminen oder Serotonin eingreifen. Hierzu zählen viele Psychopharmaka. Die Intensität der Interaktionen ist nicht voraussehbar.

4.2.6 Besonderheiten

- Die Aufnahme von Cocain-HCl kann über jede Schleimhaut stattfinden. Also auch über die vaginale Schleimhaut oder die Penisschleimhaut. Da Cocain-HCl die einzige stimulierende Substanz ist, die eine lokalanästhetische Wirkung besitzt, kommt es folglich zu einer lokalen Betäubung. Es sind Sexualpraktiken bekannt, bei denen Cocain direkt mit dem Penis in Kontakt gebracht wird. Diese Praktiken sollen u. a. durch einen lokalanästhetischen Effekt die Erektion verlängern. Cocain bzw. dessen Abbauprodukte können dadurch im Spurenbereich (< 10 µg/L) selbst nach 2 Tagen im Blut noch nachgewiesen werden.
- Bei der Beurteilung bzw. Bewertung niedriger Benzoylecgonin-Konzentrationen im Urin sollte in Betracht gezogen werden, dass Cocain im Sinne einer passiven Exposition auch über die intakte Haut aufgenommen werden kann. Konzentration von bis zu 300 µg/L im Urin können so theoretisch erklärt werden.[42][66][5]

4.3 Amphetamine

Amphetamine sind vollsynthetische Substanzen, die vorwiegend stimulierend auf das zentrale Nervensystem wirken (Stimulantien). Zu den gewünschten Wirkungen gehören Euphorie, gesteigertes Selbstbewusstsein, Appetitminderung, vermindertes Schlafbedürfnis, erhöhte körperliche Leistungsfähigkeit und Halluzinationen (dosis-

und stoffabhängig). Unerwünschte Wirkungen und milde Vergiftungssymptome sind unter anderem Angst, Unruhe, Palpitationen, Übelkeit, Erbrechen, Schwindel, Nervosität und Reizbarkeit. Aus der Grundstruktur des Amphetamins (β-Phenylisopropylamin) geht eine Vielzahl von Derivaten hervor (Designer Drugs). Als wichtigste Vertreter dieser Derivate wären Methylendioxyamphetamin (MDA), Methylendioxymethamphetamin (MDMA), 3,4-Methylendioxyethylamphetamin (MDEA / MDE), 4-Methyl-2,5-dimethoxyamphetamin (DOM), 4-Brom-2,5-dimethoxyamphetamin (DOB) sowie Methamphetamin (Crystal Meth) zu nennen. Weiter leiten sich einige neue psychoaktive Stoffe von der Grundstruktur des Amphetamins ab (meist durch Ringsubstitution ableitbare Derivate), auf die später noch weiter eingegangen werden soll. Diese Substanzen werden größtenteils durch das „Neue-psychoaktive-Stoffe-Gesetz" (NpSG) erfasst.

Im Folgenden soll einzeln auf Amphetamin, Methamphetamin sowie die Gruppe aus MDA, MDMA und MDE (Ecstasy) eingegangen werden.

Amphetamin (Speed, Pep, Schnelles) wird hauptsächlich nasal und oral in Form von weißem Pulver, Tabletten oder Kapseln konsumiert. Amphetamin wird über Phenylaceton zu Benzoesäure verstoffwechselt und alternativ zu dem pharmakologisch aktiven Metaboliten Norephedrin. Norephedrin und Amphetamin werden außerdem zu p-Hydroxynorephedrin und p-Hydroxyamphetamin verstoffwechselt. Bei der Beurteilung der Fahrtüchtigkeit kommt diesen Metaboliten jedoch keine Bedeutung zu.

Methamphetamin (Crystal Meth, Meth) wird ebenfalls meist nasal und oral konsumiert, seltener wird es geraucht oder intravenös aufgenommen. Es handelt sich hierbei um kleine, meist trübe Kristalle, die vor dem Konsum zerstoßen werden. Der stimulierende Effekt und das Missbrauchspotential sind gegenüber Amphetamin etwa doppelt so hoch. Methamphetamin wird im Körper zu Amphetamin und p-Hydroxymethamphetamin verstoffwechselt. Folglich ist nach dem Konsum von Methamphetamin häufig auch Amphetamin nachweisbar. Ein zusätzlicher Konsum von Amphetamin kann dann jedoch nicht ausgeschlossen werden.

MDA, MDE (MDEA) und MDMA (Ecstasy) sind psychotrope Amphetamin-Derivate, die meist in Form von Tabletten in verschiedensten Formen und Farben oral konsumiert werden. MDA stellt außerdem einen Metaboliten von MDE und MDMA dar.

4.3.1 Halbwertzeit und Nachweisbarkeit

4.3.1.1 Amphetamin

Die HWZ von Amphetamin beträgt etwa 6–32 Std. Die Nachweisbarkeitsdauer im Blut liegt bei ca. 6–24 (max. 48) Std. Im Urin kann Amphetamin ungefähr 1–3 Tage nachgewiesen werden. Die Nachweisbarkeitsdauer hängt jedoch stark vom pH-Wert des Urins ab.

4.3.1.2 Methamphetamin

Methamphetamin weist eine Halbwertzeit von etwa 6–15 Std. auf. Die Nachweisbarkeitsdauer im Blut und Urin entspricht der des Amphetamins.

4.3.1.3 MDMA (Ecstasy), MDA und MDE (MDEA)

MDMA hat eine Halbwertzeit von ca. 7–9 Std., MDA von ca. 10–13 Std. und MDE von 3–10 Std. Die Nachweisbarkeitsdauer im Blut und im Urin entspricht ebenfalls der des Amphetamins. **Tabelle 4.9** fasst die Angaben zusammen.

Tabelle 4.9: **Nachweisbarkeitsdauer von Amphetamin, Methamphetamin, MDMA, MDA und MDE (MDEA)**

Substanz	**Serum**	**Urin**
Amphetamin	6–48 Std. (dosisabhängig)	1–3 Tage (pH-abhängig)
Methamphetamin	siehe Amphetamin	siehe Amphetamin
MDMA	siehe Amphetamin	siehe Amphetamin
MDA	siehe Amphetamin	siehe Amphetamin
MDE (MDEA)	siehe Amphetamin	siehe Amphetamin

4.3.2 Wirkung von Amphetaminen

Die Wirkung von Amphetaminen ist abhängig von der Dosierung und der Gewöhnung. Die folgenden Angaben beziehen sich auf Konsumenten ohne Gewöhnung bzw. Toleranz.

4.3.2.1 Amphetamin und Methamphetamin

Bei der oralen Anwendung setzt die Wirkung meist innerhalb von 30 Minuten ein. Nach nasaler oder intravenöser Applikation kann ein schnellerer Wirkungseintritt angenommen werden.

Niedrige Dosierungen von 5–15 mg führen zur Unterdrückung des Schlafbedürfnisses, erhöhter Leistungsbereitschaft und körperlicher Leistungsfähigkeit. Die Wirkung hält etwa 5–10 Std. an, was im Gegensatz zu anderen Stimulantien vergleichsweise lang ist. Als psychische Wirkungen werden ein erhöhtes Konzentrationsvermögen und Selbstvertrauen sowie beschleunigte Denkabläufe beschreiben. Die gewünschte euphorische Wirkung tritt hier allenfalls leicht auf. Innere Unruhe, Gereiztheit und Bewusstseinstrübung können als Nebenwirkungen auftreten.[24]

Mittlere Dosierungen von 15–20 mg entfalten die gewünschte euphorische Wirkung. Ferner werden ein gesteigerter Antrieb, Rededrang, motorische Unruhe, Gedankenflucht, Enthemmung, Risikobereitschaft und abnehmende Kritikfähigkeit beobachtet. Entgegen der subjektiven Wahrnehmung liegt keine objektivierbare Verbesserung der geistigen Leistungsfähigkeit vor.

Hohe Dosierungen von ≥ 30 mg können Angstzustände und paranoid-halluzinatorische Zustände auslösen. Akute Intoxikationen führen zu schweren kardiovaskulären Störungen, Erregtheit, Verwirrung, Paranoia, Impulsivität und Gewalttätigkeit.

Methamphetamin hat eine höhere Potenz als Amphetamin, die Wirkungen sind jedoch kaum unterscheidbar. Weiter können die Rauschzustände nach Methamphetamin-Konsum deutlich verlängert sein (bis zu 70 Std.). Nebenwirkungen können noch bis zu 2 Wochen nach dem Konsum auftreten.

Bei regelmäßigem Konsum findet eine Toleranzbildung mit rascher Gewöhnung an die zentralnervösen Effekte statt. Die tägliche Konsumdosis kann dann mehrere Gramm (bis zu 5 g) am Tag betragen. Gegenüber der gewünschten euphorischen Rauschwirkung findet die Gewöhnung sehr langsam statt.

4.3.2.2 MDMA (Ecstasy), MDA und MDE (MDEA)

Die Amphetamin-Derivate MDMA, MDA und MDE weisen eine modifizierte pharmakologische Aktivität auf. Neben dem weniger stark ausgeprägten zentral stimulierenden Effekt besitzen diese Substanzen eine halluzinogene, empathogene (Empathie / Verständnis für andere auslösend) und entaktogene (intensivere Wahrnehmung eigener Emotionen) Wirkung. MDE ist dem MDMA sehr ähnlich. Die halluzinogenen Eigenschaften scheinen jedoch ausgeprägter zu sein. Meist werden diese Designer-Amphetamine in Form von Tabletten konsumiert. Die Wirkung tritt innerhalb von etwa 60 Min. ein und kann ebenfalls mehrere Stunden anhalten (dosisabhängig). Im Vergleich zu Amphetamin und Methamphetamin liegt die einzelne effektive Rauschdosis bei 50–150 mg.

4.3.3 Fahrtüchtigkeit unter dem Einfluss von Amphetaminen

Die Aufnahme von Amphetamin bzw. Ecstasy hat in der Regel stimulierende, aufputschende, enthemmende und euphorisierende Wirkungen, welche mit einer Beeinträchtigung des Reaktionsvermögens und der Konzentrationsfähigkeit einhergehen. Darüber hinaus kann es zu Realitätsverlust und Verwirrtheitszuständen, Fehleinschätzung von Situationen und zu einem übersteigerten Selbstwertgefühl kommen. In der Entzugsphase treten aber auch Leistungseinbußen wie Depressionen, Müdigkeit, Erschöpfung, Reizbarkeit und Antriebsarmut auf. Besonders beim MDA-Rausch kann eine verzerrte Wahrnehmung der Umwelt mit Sinnestäuschungen auftreten. Nebenwirkungen wie Angstzustände, Halluzinationen mit psychotischen Reaktionen und Verwirrtheit können auftreten. Wie bereits für Cocain und Cannabinoide beschrieben, werden die psychischen Wirkungen von Amphetamin und seinen Derivaten durch die Fragebögen der Polizei nicht hinreichend erfasst. Die Fahrauffälligkeiten entsprechen in etwa denen des Cocains.

4.3.4 Wechselwirkungen

Amphetamine interagieren synergistisch mit anderen Monoaminoxidase-Inhibitoren.

4.3.5 Therapeutische Anwendung

Wie Amphetamin gehört auch die Substanz Methylphenidat zu den Phenylethylaminen und wird zur Behandlung der Aufmerksamkeitsdefizit-/Hyperaktivitätsstörung (ADHS) und der Narkolepsie (seltener) eingesetzt. In Deutschland sind außerdem auch Dexamphetamin-Fertigpräparate zur Behandlung der ADHS zugelassen (*Attentin*® und *Elvanse*®). Es handelt sich dabei um das rechtsdrehende Amphetamin-Stereoisomer. Die Zulassung von Amphetamin-Stereoisomeren gilt nur für Erwachsene und Kinder älter als 6 Jahre und nur wenn Methylphenidat und andere ADHS-Medikamente nicht ausreichend wirksam sind.

4.3.6 Besonderheiten

- Eine häufige „Schutzbehauptung" nach dem positiven Nachweis von Amphetamin im Blut, ist die Einnahme von Pseudoephedrin-haltigen Medikamenten (Grippemitteln). Amphetamin und Pseudoephedrin lassen sich chromatographisch jedoch klar unterscheiden. Es gibt allerdings eine Reihe von Medikamenten, die bei der Körperpassage Amphetamin bzw. Methamphetamin freisetzen. Hierzu zählen Amphetaminil, Benzphetamin, Mesocarb, Selegelin und einige andere Substanzen.

- Der immunchemische Nachweis von Amphetamin in Blut und Urin kann durch die Einnahme von z. B. Grippemitteln, Methylphenidat oder dem synthetischen Süßstoff Cyclamat beeinflusst werden, sodass es durch Kreuzreaktionen mit den verwendeten Antikörpern zu falsch positiven Ergebnissen kommen kann. Ähnliches gilt für die Urin-Teststreifen, die von der Polizei verwendet werden. Eine weitere häufige sog. „Schutzbehauptung" beruht auf der strukturellen Ähnlichkeit von Amphetamin und Methylphenidat. Bei einem positiven Amphetaminbefund verweisen die Betroffenen dann auf die verschreibungsgemäße Einnahme von Methylphenidat, welche den positiven Amphetaminbefund erklären soll. Methylphenidat und Amphetamin können mit gas-/flüssigkeitschromatograpisch-massenspektrometrischen Verfahren jedoch klar unterschieden werden. Daher sollte der Nachweis von Amphetaminen stets mittels Gas-/Flüssigkeitschromatographie-Massenspektrometrie erfolgen bzw. bestätigt werden. Eine therapeutische Einnahme von Dexamphetamin kann von einem Amphetaminmissbrauch nur mittels Enantiomerentrennung unterschieden werden.

- Bei einer nachgewiesenen ADHS kann die Fahrtüchtigkeit unter Umständen bei nur verschreibungsgemäßer Einnahme der entsprechenden Medikamente gegeben sein.

4.4 Opiate

Opiate sind psychoaktive Inhaltsstoffe des Schlafmohns (*Papaver somniferum*). Sie werden aus dem eingetrockneten Milchsaft (Rohopium) der Pflanze gewonnen. Im Wesentlichen unterscheidet man Morphin (Heroin), Codein, Thebain, Noscapin, Papaverin und Narcein. Heroin (Diacetylmorphin) wird halbsynthetisch aus Morphin hergestellt. Unter dem Begriff Opioide fast man Substanzen mit opiatartigen Eigenschaften zusammen, die an den Opioidrezeptor binden. Hierzu zählen auch körpereigene Verbindungen wie z. B. die Endorphine und strukturell völlig andersartige Substanzen wie z. B. Tramadol oder Tilidin.

Therapeutisch werden die Opiate (meist Morphin) als starke Analgetika eingesetzt. Als Missbrauchsdroge (meist Heroin) steht die euphorisierende Wirkung im Vordergrund. Opiate besitzen ein hohes Suchtpotential, besonders Heroin kann die Blut-Hirn-Schranke leicht passieren und im ZNS schnell hohe Konzentrationen erreichen. Im Folgenden soll näher auf Heroin, Morphin und Codein eingegangen werden.

Heroin (Diacetylmorphin, „H“, „brown sugar“) wird hauptsächlich intravenös konsumiert, seltener geraucht (inhaliert). Heroin ist lipophil und passiert nach dem Konsum rasch die Blut-Hirn-Schranke. Im Gehirn wird Heroin innerhalb weniger Minuten zu 6-Monoacetylmorphin (6-MAM) und weiter rasch zu Morphin verstoffwechselt. Morphin wird dann weiter zu Morphin-3-, Morphin-6-, Morphin-3,6-Glucuronid und über Normorphin zu Normorphinglucuronid metabolisiert. Der Nachweis von 6-MAM beweist den Heroinkonsum. Aufgrund der kurzen Halbwertzeit von 6-MAM schließt ein fehlender Nachweis den Heroin-Konsum jedoch nicht aus. Morphin-6-Glucuronid und Normorphin (schwach) sind pharmakologisch aktiv.

Codein wird vorwiegend oral appliziert und ebenfalls zu Morphin verstoffwechselt. Weitere Metabolite sind Norcodein und Norcodeinglucuronid sowie Codeinglucuronid. Die Glucuronide sind analgetisch inaktiv. Codein ist kein Stoffwechselprodukt des Morphins und entweder als Verunreinigung im Heroin enthalten oder wird zusätzlich konsumiert.

4.4.1 Halbwertzeit und Nachweisbarkeit

Die Halbwertzeit von Heroin beträgt nur wenige Minuten (< 10 Min.). Die von 6-MAM liegt bei 6–30 Min. Morphin hat eine Halbwertzeit von 2–6 Std., Codein von 1–4 Std.(**Tabelle 14**). Von besonderem Interesse für die Beurteilung im Strafprozess ist Morphin. Die Nachweisbarkeitsdauer im Blut ist stark abhängig von Dosis und Konsumform und liegt zwischen mehreren Stunden und wenigen Tagen.[44] Dies gilt auch für Codein. Aufgrund der kurzen Halbwertzeit kann Heroin nur in sehr seltenen Fällen nachgewiesen werden. Die Nachweisbarkeitsdauer von 6-MAM kann einige Stunden betragen und beweist den Heroin-Konsum. Der Konsum von Straßenheroin oder pharmazeutisch reinem Heroin kann analytisch unterschieden werden. Während bei reinem Heroin nur die Metaboliten 6-MAM, Morphin-6-Glucuronid und Morphin-3-Glucuronid nachgewiesen werden können, findet man bei dem Konsum von Straßenheroin zusätzlich Codein, Codein-6-Glucuronid, Acetylcodein und Begleitalkaloide wie z. B. Papaverin.

Tabelle 4.10: **Nachweisbarkeitsdauer von Morphin, 6-MAM und Codein in Serum und Urin**

Substanz	**Serum**	**Urin**
Morphin	mehrere Stunden bis wenige Tage (dosisabhängig)	2 – 3 Tage
6-MAM	wenige Stunden (dosisabhängig)	2 – 3 Tage
Codein	mehrere Stunden bis wenige Tage (dosisabhängig)	2 – 3 Tage

4.4.2 Wirkung von Opiaten

4.4.2.1 Morphin

Eine therapeutische Dosis Morphin wirkt analgetisch, zentral dämpfend, sedierend, hypnotisch, atemdepressiv und antitussiv. Nach einmaliger Injektion einer therapeutischen Dosis kann selten auch eine Euphorie auftreten. Erst nach mehrfacher Injektion nimmt die euphorisierende Wirkkomponente immer mehr zu und tritt schließlich in den Vordergrund.[15] Die Euphorie ist durch eine ausgeglichene Stimmungslage, Gleichgültigkeit und gesteigertes Selbstvertrauen gekennzeichnet. Aufgrund der zentral hemmenden Wirkung kann es auch zur Aufhebung dämpfender Einflüsse kommen. Die Wirkungsdauer von Morphin liegt bei etwa 6 Std.

4.4.2.2 Heroin (Diacetylmorphin)

Nach einer Heroininjektion treten ebenfalls die oben beschriebenen Wirkungen von Morphin ein, zusätzlich kommt es zu einem sog. „Flash", da Heroin aufgrund seiner Acetyl-Reste rasch die Blut-Hirn-Schranke überwinden und im ZNS anfluten kann. Heroin ist daher deutlich wirksamer als Morphin. Direkt nach einer Heroininjektion tritt häufig eine Handlungsunfähigkeit (glückhafte, „mystische" Versenkung) auf. Nach diesem „Flash" folgt eine Phase des subjektiven Normalzustands mit gesteigertem Wohlbefinden, Gleichgültigkeit (wie bei Morphin) und Euphorie. Der Heroin-Konsument kann in dieser Phase völlig unauffällig erscheinen. Trotz allem kann in dieser Phase von einer eingeschränkten Willensfreiheit mit einem veränderten Motivationsgefüge ausgegangen werden. Die Schuldfähigkeit kann eingeschränkt sein. Danach steht die zentral dämpfende Wirkung im Vordergrund. Die Wirkung ist dann vor allem durch Schmerzlinderung, Sedierung, reduzierte kognitive Leistungsfähigkeit, Stimmungsschwankung, Gleichgültigkeit und Benommenheit charakterisiert. Die Wirkungsdauer von Heroin liegt bei etwa 1–4 Std.

Bei regelmäßigem Konsum kommt es rasch zu einer Toleranzausbildung hinsichtlich der zentral-dämpfenden Wirkung (Analgesie,

Euphorie, Atemdepression). Im späten Stadium einer Heroinabhängigkeit sind meist mehrere Injektionen pro Tag nötig, um eine konstante Wirkstoffkonzentration aufrechtzuerhalten. Die euphorisierende Wirkung bleibt in diesem Stadium aus, der Konsum findet nur noch statt, um den Entzugserscheinungen entgegenzuwirken. Erste Entzugssymptome treten dann etwa 5–15 Std. nach dem letzten Konsum auf.

4.4.3 Entzugssymptomatik

Der Konsum von Heroin und Morphin kann zu einer schweren psychischen und physischen Abhängigkeit führen. Die Entzugserscheinungen sind ausgeprägt und entsprechen einer umgekehrten Opiatwirkung.

Tabelle 4.11: **Entzugsstadien bei Opiatabhängigkeit***

Stadium	**Symptome**	**Stunden nach letzter Applikation**
0	Verlangen nach Drogen, Ängstlichkeit, Rastlosigkeit	4
1	Gähnen, laufende Nase, Tränenfluss, Niesen, Schwitzen, Juckreiz	8
2	Zunahme der genannten Symptome, Mydriasis, Gänsehaut, Muskelzuckungen, heiße und kalte Schauer, Unruhe, Knochen- und Muskelschmerzen, Appetitlosigkeit	12
3	Weitere Zunahme der Symptomatik, Hypertonie, Hyperthermie, Tachykardie, Tachypnoe, Schlaflosigkeit, Übelkeit	18 - 24
4	Zunahme der Symptomatik, fiebriges Aussehen, Muskelkrämpfe, Diarrhö, Erbrechen, Schock, Hyperglykämie, spontane Ejakulation oder Orgasmus, evtl. Tod durch Kreislaufversagen	24 - 36

* modifiziert nach [23][46]

4.4.4 Fahrtüchtigkeit unter dem Einfluss von Opiaten

Sowohl während des akuten Rauschzustandes als auch bei einer vorliegenden Entzugssymptomatik ist mit verkehrsrelevanten Ausfallerscheinungen zu rechnen. Sedierung, allgemeine Gleichgültigkeit und apathische Antriebslage, verlängerte Reaktionszeit, Konzentrationsschwäche, mangelndes Verantwortungsbewusstsein, Miosis (Engstellung der Pupille) und Schläfrigkeit können die Fahrtüchtigkeit erheblich einschränken. Dies gilt auch für die Stadien der Entzugssymptomatik, in der Bewusstseinstrübung, Unruhe, Ängstlichkeit und Reizbarkeit verkehrsrelevanten Einfluss haben können.

4.4.5 Wechselwirkungen

Morphin verstärkt und verlängert die sedierende und zentral-dämpfende Wirkung aller anderen Pharmaka und Fremdstoffe.

4.4.6 Besonderheiten

- Wenn im Blut einer Person Morphin nachgewiesen wird, dann kann dies zum einen aus Heroin oder Codein und zum anderen natürlich aus der Applikation von reinem Morphin stammen. Wie bereits erwähnt, lässt sich ein positiver Codein-Nachweis nicht durch die Einnahme von Morphin erklären, da Codein zu Morphin verstoffwechselt wird. Ein positiver Codein-Befund ist nur durch die Einnahme von Codein bzw. Straßenheroin (enthält häufig Codein in Form von Acetylcodein als Verunreinigung) zu erklären.

- Neben einem positiven 6-MAM-Befund, welcher die Aufnahme von Heroin beweist, kann der Nachweis von Thebain, Noscapin, Papaverin (Alkaloide im Mohn-Samen) und Acetylcodein auf einen Heroin-Konsum hindeuten.

- Eine häufige Schutzbehauptung nach einem positiven Morphin-Befund im Blut ist die Einnahme Codein-haltiger Medikamente (oft Hustensaft). Prinzipiell kann ein Morphin-Nachweis so erklärt werden. Zur weiteren Prüfung solcher Angaben kann das Verhältnis von Codein zu Morphin im Urin bestimmt werden. Bis zu etwa 30 Std. nach Codein-Konsum kann davon ausgegangen werden, dass die Codein-Konzentration deutlich oberhalb der Morphin-Konzentration liegt. Ist das Codein/Morphin-Verhältnis in diesem Zeitraum > 1, kann ein Codein-Konsum nicht ausgeschlossen werden. Im späten Stadium der Elimination verschiebt sich das Verhältnis, die Morphin-Konzentration liegt dann oberhalb der Codein-Konzentration und Codein ist unter Umständen nicht mehr nachweisbar.
- Die Aufnahme Mohnsamen-haltiger Lebensmittel (Mohnbrötchen, Mohnkuchen etc.) kann durchaus einen positiven Morphin- und/oder Codein-Nachweis im Urin bis zu 50 Std. nach Konsum erklären. Forensisch relevante Serumspiegel sind nicht zu erwarten.[15]

4.5 Neue psychoaktive Stoffe (NPS, „Legal Highs")

Neue psychoaktive Stoffe (NPS) sind Derivate bekannter Substanzen. Bis zur Aufnahme in die entsprechenden Anlagen des Betäubungsmittelgesetzes, sind die NPS dem Arzneimittelgesetz oder dem „Neue-psychoaktive-Stoffe-Gesetz" (NpSG) unterstellt. [15] Bei NPS handelt es sich folglich um synthetische Substanzen, häufig pharmazeutische Forschungsprodukte, die in ihrer Wirkung bekannten, illegalen Substanzen ähneln sollen. Meist weisen NPS jedoch eine deutlich höhere Potenz auf und das Wirkungsspektrum ist in der Regel nicht bekannt. Die „Europäische Beobachtungsstelle für Drogen und Drogensucht" definiert NPS wie folgt:

> *„Neuer Suchtstoff oder psychotroper Stoff, in reiner Form oder als Zubereitung, der nicht nach dem Einheits-Übereinkommen der Vereinten Nationen von 1961 über Suchtstoffe oder dem*

Übereinkommen der Vereinten Nationen von 1971 über psychotrope Stoffe kontrolliert wird, welcher aber eine Gefahr für die öffentliche Gesundheit darstellen kann, vergleichbar mit den Substanzen, die in diesen Abkommen aufgelistet sind“.

Die Substanzen werden z. B. als Badesalz, Kräutermischung, *Research Chemical* oder Räuchermischung über das Internet als vermeintlich harmlose Produkte in oft bunten Verpackungen angeboten. Umgangssprachlich werden NPS irreführend häufig als „Legal Highs“ bezeichnet. Im Folgenden soll lediglich auf die größten Substanzgruppen eingegangen werden. Zur Pharmakologie und Toxikologie ist wenig bekannt, daher soll hier nicht näher darauf eingegangen werden. Verlässliche Informationen sind nur für wenige NPS verfügbar. Es werden jedoch schwere Rauschverläufe mit klinischen Komplikationen beschrieben. [15]

Im Folgenden werden ausgewählte Substanzgruppen näher betrachtet.

4.5.1 Synthetische Cannabinoide

Der Begriff „Synthetische Cannabinoide“ (JWH-017, JWH-018, CB-52 etc.) umfasst eine Gruppe von Cannabinoid-Rezeptor-Agonisten mit hoher Affinität zu dem sog. CB1-Rezeptor des Endocannabinoidsystems (vermittelt psychotrope Effekte), die in ihrer Wirkungsweise dem THC ähnlich sein können.[15] Es handelt sich um künstlich hergestellte Cannabinoid-Analoga, die unter anderem im Rahmen medizinischer Forschung entwickelt wurden. Die psychotropen Effekte sind meist wesentlich stärker als bei THC. Zu den unerwünschten Wirkungen zählen: Angstzustände, Panikattacken, Halluzinationen, Desorientiertheit, Tachykardie, Übelkeit, Erbrechen, Muskelspasmen und Koordinationsverlust.[15]

4.5.2 Phenethylamin-Derivate

Zu dieser Stoffgruppe gehören z. B. die sog. 2C-Substanzen (2C-E, 2C-B-FLY etc.) oder die Cathinon-Derivate (Mephedron, Flephedron,

Butylon etc.). Der Wirkungsmechanismus beruht in der Regel auf einer Erhöhung der Konzentration von Dopamin, Noradrenalin und Serotonin (abhängig von der Substanz, erhöhte Freisetzung oder Wiederaufnahmehemmung) im zentralen Nervensystem. Die Handels- und Konsumformen variieren stark (Badesalze, *Research Chemicals*). Zu den erwünschten Wirkungen gehören Euphorie, Stimulation, Enthemmung, erhöhte Konzentrationsfähigkeit und unterdrückte Müdigkeit. Unerwünschte Wirkungen sind unter anderem Paranoia, Panikattacken, Halluzinationen (können auch erwünscht sein), Aggressivität. Hyperthermie und Unruhe.

4.5.3 Tryptamin-Derivate

Tryptamine sind zunächst natürlich vorkommende Substanzen. Hierzu zählen z. B. die Aminosäure Tryptophan oder der Neurotransmitter Serotonin. Weiter gehören aber z. B. auch die stark halluzinogen wirkenden Substanzen 5-MeO-DMT (5-Methoxy-N,N-Dimethyltryptamin) und Psilocybin zu den natürlich vorkommenden Tryptamin-Derivaten.

Als synthetisch hergestellte Vertreter der Tryptamine wären z. B. die psychedelischen Drogen 4-HO-MET (4-Hydroxy-N-methyl-N-ethyltryptamin) oder 4-HO-MiPT (4-Hydroxy-N-isopropyl-N-methyltryptamin) zu nennen. Der Wirkstoff Sumatriptan wird als Medikament zur Akutbehandlung von Migräneanfällen eingesetzt.

Wie bereits erwähnt handelt es sich bei den als Rauschdroge missbräuchlich verwendeten Tryptamin-Derivaten um halluzinogene Drogen mit einer LSD-ähnlichen Wirkung. Erwünschte Wirkungen sind Euphorie, Veränderung des Körperbewusstseins sowie des Raum- und Zeitgefühls, Halluzinationen, veränderte visuelle / akustische Wahrnehmung und Ich-Auflösung / Ich-Entgrenzung (Dissoziativa). Verwirrung, Agitation, Panikattacken und Angst zählen zu den unerwünschten Wirkungen.

4.5.4 Sog. Designer-Opioide

Im Wesentlichen unterscheidet man hier Fentanyl-Derivate (nichtpharmazeutische Fentanyle, z. B. Carfentanyl und Acrylfentanyl) und die sog. „Neuen synthetischen Opioide" (NSO, z. B. U-47700). Die Fentanyl-Derivate sind sehr potente µ-Rezeptor Agonisten, während die NSO zusätzlich auch andere Wirkmechanismen aufweisen können. Die erwünschten Wirkungen sind Euphorie, Sedierung, Entspannung sowie Analgesie und entsprechen im Wesentlichen denen der „klassischen" Opiate und Opioide. Außerdem kann eine angstlösende und enthemmende Wirkung eintreten. Zu den unerwünschten Wirkungen gehören entsprechend Tachykardie, Hypertonie, Arrhythmien, Myokardinfarkt, Psychose, Halluzination, Paranoia, Angstzustände, Agitation, Krämpfe, Sedierung, Koma, Atemdepression und Hypothermie.

4.5.5 Fahrtüchtigkeit unter dem Einfluss von NPS

Aufgrund der großen Vielfalt der NPS kann an dieser Stelle keine umfassende Betrachtung vorgenommen werden. Grundsätzlich kann festgehalten werden, dass es sich bei NPS unter anderem um Derivate bekannter illegaler Drogen handelt. Es ist davon auszugehen, dass der Konsum von NPS eine drogenbedingte Fahruntüchtigkeit verursachen kann. Da sich erwünschte und unerwünschte Wirkungen der verschiedenen NPS jedoch stark unterscheiden und nur wenig Literatur zur Verfügung steht, muss stets eine individuelle Betrachtung stattfinden. Zudem stellt der Nachweis von NPS ein Problem dar. Nicht immer werden alle in Frage kommenden NPS von einer Routineanalytik erfasst, die im Rahmen von Verkehrsdelikten durchgeführt wird. Folglich müssen meist weiterführende, oft aufwendige Bestätigungsanalysen durchgeführt werden. Dies findet nicht immer statt, sodass die Zahl der nicht nachgewiesenen „NPS-Delikte" sicher nicht vernachlässigt werden sollte. Werden relevante Ausfallerscheinungen beobachtet, die weder durch eine Erkrankung noch durch einen nachgewiesenen Missbrauch „gängiger" Substanzen erklärt werden können, so sollte stets ein Konsum von NPS in Betracht gezogen werden.

4.6 Pupillenweite und Pupillenreaktion unter Drogeneinfluss

Nicht selten sind die Pupillenweite und/oder die Pupillenreaktion sowie eine vermeintliche Rötung der Augen die einzigen von der Polizei bemerkten und erfassten Auffälligkeiten / Ausfallerscheinungen, die auf einen Drogen- oder Medikamenteneinfluss hindeuten können. Weite Pupillen sind z. B. nach dem Konsum von stimulierenden Substanzen (z. B. Amphetamine, Cocain), Halluzinogene (z. B. LSD) und Cannabis (nicht immer!) zu beobachten. Enge Pupillen werden maßgeblich durch die Wirkung von Opiaten und Opioiden verursacht. Bei der gleichzeitigen Aufnahme verschiedener Substanzen mit unterschiedlicher Wirkung auf die Pupillenweite, ist die Pupillenweite aufgrund kompensierender Effekte häufig normal.

Obwohl die Pupillengröße und Pupillenreaktion durch eine Vielzahl von Parametern beeinflusst werden können, ist dies also auch immer ein Hinweis auf einen möglichen Drogen- und/oder Medikamentenkonsum. **Tabelle 4.12** fasst die zu erwartenden Pupillengrößen und -reaktionen auf einige Substanzgruppen zusammen.

Tabelle 4.12: **Pupillenweite und Pupillenreaktion bei verschiedenen Drogen***

Drogenart	**Pupillengröße**	**Pupillenreaktion**
Amphetamine	Erweitert	Verlangsamt
Beruhigungsmittel	Normal	Verlangsamt
Cannabis	Normal bis erweitert	Normal bis verlangsamt
Designerdrogen	Erweitert	Verlangsamt
Halluzinogene	Erweitert	Fast normal
Cocain	Erweitert	Verlangsamt
Opiate / Opioide	Verengt	Reaktion kaum feststellbar
Schlafmittel	Normal	Verlangsamt
Schnüffelstoffe	Normal bis erweitert	Fast normal

* nach [63]

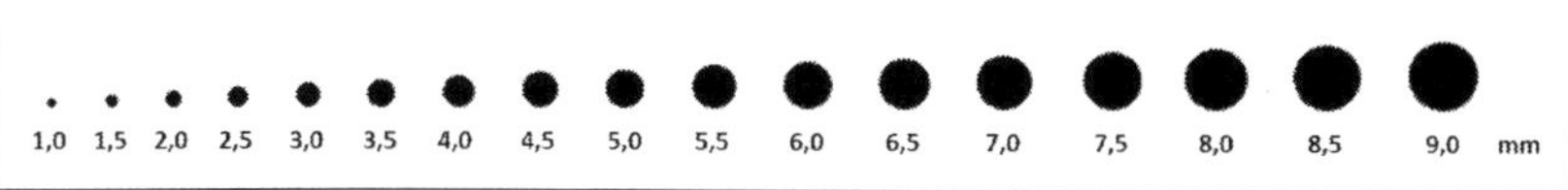

Abbildung 4.1: Graphische Darstellung der Pupillenweite. Die „normale Pupillenweite" liegt im Dunkeln bei ca. 4–9 mm.

Die „normale Pupillenweite" lässt sich in der Praxis nur schwer benennen, da die physiologische Pupillengröße lichtabhängig zwischen 1,5 mm (Tagsehen) und 8 mm (Nachtsehen) liegen kann. Hinzu kommt, dass die Streuung in jedem Alter sehr groß ist. Für ein Alter von 20–60 Jahren kann im Dunkeln jedoch folgendes angenommen werden: Erweitert = > 9 mm; Verengt = < 4 mm; Normal = 4–9 mm. Mit zunehmendem Alter nimmt die maximale Öffnungsweite stetig ab.[17]

5 Teilnahme am Straßenverkehr unter dem Einfluss von Medikamenten

Bei der Einnahme von Medikamenten stellen sich im Hinblick auf eine mögliche Teilnahme am Straßenverkehr eine Reihe von Fragen. Grundsätzlich gilt, dass die Einnahme von Medikamenten nicht zwingend zu einer verkehrsmedizinisch relevanten Beeinträchtigung führen muss, es ist auch möglich, dass nur durch die kontrollierte Einnahme von Medikamenten die Verkehrstüchtigkeit überhaupt erst (wieder) ermöglicht wird. Zunächst trifft die rezeptierenden Ärztinnen und Ärzte, aber auch Apotheker eine individuelle Aufklärungspflicht. Diese umfasst auch den Hinweis, dass die Fahreignung durch eine adäquate Arzneimitteltherapie erst gegeben ist, d. h. die unterlassene Einnahme von Medikamenten (z. B. Antiepileptika) also die Fahreignung gefährdet. Der Patient ist seinerseits verpflichtet, sich über beeinträchtigende Wirkungen des Medikamentes zu informieren. Er handelt fahrlässig, wenn er sich die Kenntnisse über die Wirkungen seines Medikamentes nicht verschafft.

Die Hinweise, die Verkehrsteilnehmer und Ärzte beachten sollten, sind in **Tabelle 5.1** genannt. Bei der Beurteilung einer medikamentenbedingten Fahruntüchtigkeit ist zusätzlich zu prüfen, ob ein Grundleiden vorliegt, welches allein in der Lage ist, die Fahrtüchtigkeit zu beeinträchtigen. Dies gilt in verstärktem Maße bei gleichzeitiger Anwendung von Arzneimitteln. Im Folgenden sollen die im Strafprozess häufig relevanten Medikamente näher betrachtet werden.

Tabelle 5.1: **Hinweise an Verkehrsteilnehmer und behandelnde Ärztinnen / Ärzte***

Alle eingenommenen Arzneimittel berücksichtigen (Verordnungen mitbehandelnder Ärzte, aber auch freiverkäufliche Arzneimittel)
Auf Warnungen in der Packungsbeilage hinweisen (vor allem bei Ersteinnahme!)
Dosierungen vorgeben und vor Überdosierung warnen
Auf Langzeitwirkungen aufmerksam machen (Hang-over-Effekte am Morgen)
Verschreibungspflichtige Arzneimittel nie auf Empfehlung von Freunden einnehmen
Eigenverantwortliche Einschätzung des Fahrvermögens vor Antritt und während einer Fahrt (regelmäßige Pause bei längeren Fahrten)

* nach[31]

5.1 Opioide (Opioid-Analgetika)

Während es sich bei den Opiaten nur um die natürlichen Inhaltstoffe des Rohopiums handelt, umfasst der Begriff „Opioide" eine heterogene Gruppe von Substanzen die ebenfalls an Opioidrezeptoren binden und so eine morphinartige Wirkung entfalten. Die verschiedenen Substanzen unterscheiden sich im Wesentlichen in ihrer Rezeptoraffinität gegenüber den unterschiedlichen Opioidrezeptoren. **Tabelle 5.2** führt einige wichtige Vertreter der Opioide auf.

Tabelle 5.2: **Häufig eingesetzte Opioide** *

Wirkstoff	HWZ [Std.]	Relative analgetische Potenz zu Morphin	Therapeutischer Bereich [µg/L]	Aktiver Metabolit (wenn bekannt)
Buprenorphin	2–4 (i.v.) / 18–49 (sublingual)	30–40	0,5–5	Norbuprenorphin
Fentanyl	7 (i.v.)	120	3–300	--
Hydromorphon	2–3	7,5	5–15	--
Levomethadon	15–55	4	40–400	--
Oxycodon	4–6	2	5–100	Oxymorphon
Pethidin (Meperidine)	3–4	0,1–0,2	100–800	Norpethidin (Normeperidine)
Piritramid	6–11	0,7	3,5–14	--
Remifentanil	0,1–0,2	100–200	-20	--
Sufentanil	5 Min.	ca. 1000	0,5–10	--
Tapentadol	4	0,3–0,6	50–130	--
Alfentanil	1–2	30–40	30–600	--
Tilidin	2–5	0,1–0,2	50–120	Nortilidin
Tramadol	5–6	0,1	100–1000	Desmethyltramadol (analgetisch potenter als Muttersubstanz)
Meptazinol	2	0,1	25–250	--
Nalbuphin	7–8	0,5–0,7	20–200	--

* nach [73]

5.1.1 Substitution bei Heroin/Morphin-Entzug

Die relevantesten Vertreter der Substitutionsmedikamente sind die Opioide Methadon und Buprenorphin. Seit 2015 wird auch das Medikament Substitol® (retardiertes Morphin) in der Substitutionsbehandlung eingesetzt. Methadon und Buprenorphin sind Opioide, die agonistisch bzw. partialagonistisch an den µ-Opioidrezeptor binden und so die Entzugssymptomatik lindern sollen, ohne eine euphorisierende Wirkung zu entfalten. Buprenorphin ist außerdem ein κ-Opioidrezeptor-Antagonist, daher hat Buprenorphin nur eine schwache sedierende Wirkung. Im Rahmen einer Substitutionsbehandlung findet die Aufnahme oral statt. Dies soll einen schrittweisen, langsamen Entzug und anhaltende Abstinenz ermöglichen. Ziel der Behandlung ist folglich der Heroin/Morphin-Entzug ohne schwere Entzugssymptome mit anschließender Entwöhnung vom Substitutionsmedikament.

5.1.1.1 Methadon

Methadon ist ein chirales, vollsynthetisches Opioid mit starker analgetischer Wirkung. Verschreibungsfähig sind sowohl Levomethadon (L-Methadon, L-Polamidon®) als auch das Racemat aus D, L-Methadon, wobei die analgetische Wirkung von Levomethadon etwa doppelt so hoch ist wie die von D-Methadon. Methadon wird zu den Metaboliten 2-Ethyliden-1,5-dimethyl-3,3-diphenylpyrrolidin (EDDP) und 2-Ethyl-5-methyl-3,3-diphenylpyralin (EMDP) abgebaut. Die beiden Metaboliten sind inaktiv. EDDP hat bei der Bewertung einer verschreibungsgemäßen Methadoneinnahme labordiagnostische Relevanz. Als Substitutionsmedikament wird Methadon in flüssiger Form oral aufgenommen.

Bei Patienten, die sich in einer Methadon-Substitutionstherapie befinden, muss die therapeutische Dosis individuell bestimmt werden. In der Regel erhalten Substituierte 60–120 mg Methadon pro Tag. Bei Bedarf kann diese Dosis auf bis zu 220 mg erhöht werden. Für das Racemat (D, L-Methadon) liegt der therapeutische Serumspiegel bei 50–750 µg/L, für das wirksamere Levomethadon bei 50–400 µg/L. Die therapeutisch wirksame Serumkonzentration hängt jedoch stark von der Opiat-Gewöhnung bzw. Toleranz ab. Therapeutischer, toxischer und der komatös-letale Bereich können sich in Abhängigkeit von Gewöhnung und Toleranz deutlich überschneiden. Methadon wird als Lösung für Abhängige meist mit Sirup oder Saft verdünnt oder/und angefärbt. So soll eine Injektion verhindert werden.

Nach erfolgreicher Dosiseinstellung besteht die Möglichkeit sog. „Take-Home-Dosen". Hierbei handelt es sich meist um eine Wochenration zur eigenverantwortlichen Einnahme.

5.1.1.1.1 Halbwertzeit und Nachweisbarkeit Die Halbwertzeit von Methadon kann stark variieren und liegt bei 15–55 Std. Normalerweise beträgt die Halbwertzeit 24 Std., in diesem Fall reicht eine einmalige tägliche Einnahme (Substitution) aus. Daraus ergibt sich, dass Methadon auch nach einmaliger Applikation mehrere Tage im Blut nachgewiesen werden kann. Ein gelegentlicher Konsum ist jedoch die Ausnahme und nur im Rahmen eines Methadon-Missbrauchs zu erwarten. In der Substitutionstherapie erhalten die Patienten täglich Methadon. Folglich ist weniger die Nachweisbarkeit, sondern vielmehr die korrekte Dosierung/Einnahme und eventueller Beikonsum (Nebenkonsum) von Interesse. Zur genaueren Beurteilung einer verschreibungsgemäßen Einnahme kann der Nachweis von EDDP im Urin herangezogen werden. EDDP kann bereits einige Minuten nach Methadongabe im Urin nachgewiesen werden. Es kann angenommen werden, dass der Quotient vom Methadon zu EDDP nach erfolgreicher Einstellung des Patienten und gehöriger Einnahme von Methadon zwischen 1:1 und 1:2 liegt.

5.1.1.1.2 Wirkung von Methadon Das Wirkungs- und Nebenwirkungsprofil von Methadon entspricht im Wesentlichen dem anderer Opioide und Opiate. Es weist jedoch eine sehr lange Halbwertzeit und ein großes Verteilungsvolumen auf, wodurch die Konzentration im zentralen Nervensystem langsam ansteigt und lange anhält (lange Wirkungsdauer). Ein „Flash" oder Euphorie bleiben bei oraler und verschreibungsgemäßer Aufnahme aus. Daher eignet sich Methadon sehr gut für die Substitutionstherapie. Bei Missbrauch (meist intravenös) führt Methadon vor allem zu einer Sedierung, zu Stimmungsschwankungen zwischen Euphorie und Beruhigung, zu einer Pupillenverengung und zu Einschränkungen der kognitiven und sensorischen Leistungen. Bei Methadon-Intoxikationen kann es zur Atemdepression bis hin zu einer zentralen Atemlähmung kommen. Letztere wird durch gleichzeitige Aufnahme von Methadon mit weiteren zentral wirksamen Mitteln wie z. B. Alkohol begünstigt. Die Wirkungsdauer beträgt bei oraler Applikation im Mittel 24–36 (48) Std.

Aufgrund der interindividuell variablen Pharmakokinetik muss die Dosis individuell angepasst werden, um Kumulation und damit Überdosierungen zu vermeiden. Eine Methadon-Überdosierung kann zum Atemstillstand und zum Tod führen. Aufgrund der inter- und intraindividuellen Unterschiede in der Metabolisierung besteht zwischen eingenommener Dosis und Serumkonzentration keine Korrelation. Bei der Beurteilung eines Serumspiegels ist stets zu beachten, dass Levomethadon (L-Polamidon®, L-Methadon) doppelt so wirksam ist wie das racemische Gemisch D, L-Methadon, da es pharmakologisch allein wirksam ist. Im Vergleich zu Morphin ist die analgetische Wirkung von Levomethadon etwa 4-fach höher, die des Racemats entsprechend doppelt so hoch.

Nebenwirkungen wie Sedierung, Miosis, Atemdepression, Hypotonie und Bradykardie sind bei Methadon im Vergleich zu Morphin bei ähnlicher Dosierung zwar weniger stark ausgeprägt, werden bei hoher Dosierung jedoch erheblich.[24]

Die missbräuchliche Anwendung von Methadon findet meist intravenös statt. Aufgrund seiner pharmakokinetischen Eigenschaften ist der resultierende Rausch relativ mild. Daher werden neben Methadon meist weitere Substanzen konsumiert, wie z. B. Benzodiazepine, Alkohol oder Morphin bzw. Heroin (auch andere Beruhigungs-, Schlaf- und Schmerzmittel), die das Rauschempfinden verstärken sollen. Durch die wechselseitige Summierung der sedativen Wirkung kann es zu tödlichen Mischintoxikationen kommen.

5.1.1.1.3 Therapeutische Anwendungen von Methadon Neben dem Einsatz als Substitutionsmedikament zur Unterdrückung von Entzugserscheinungen kann Methadon auch zur Behandlung von Schmerzen eingesetzt werden. Wie bereits erwähnt, muss die therapeutische Dosis für jeden Patienten individuell bestimmt werden. Im Mittel können jedoch folgende Werte angenommen werden:

Die therapeutische Einzeldosis kann bei oraler Applikation bis 7,5 mg betragen. Zu Beginn einer Substitutionstherapie wird in der Regel zunächst eine Initialdosis von 30–40 mg D, L-Methadon bzw. 10–20 mg Levomethadon (L-Polamidon®) eingenommen. Die tägliche Erhaltungsdosis liegt bei 60–120 mg (D, L-Methadon) bzw. 30–60 mg (Levomethadon) pro Tag. Bei Heroin-Abhängigen kann die Erhaltungsdosis 300 mg D,L-Methadon und mehr betragen. Durch die tägliche Methadonaufnahme können Serumkonzentrationen von 500–1000 µg/L Methadon beobachtet werden. Bei schmerztherapeutischer Anwendung sind Serumkonzentrationen von 80–300 µg/L zu erwarten. Im Mittel liegt der therapeutische Bereich von Levomethadon bei 40–400 µg/L, der des Racemats (Methadon) bei 50–750 µg/L (stets abhängig von Gewöhnung bzw. Toleranz).[24]

Methadon hat gegenüber Morphin und Heroin zwar ein geringeres Abhängigkeitspotential, dennoch kommt es bei regelmäßiger Einnahme zu einer psychischen und physischen Abhängigkeit. Die Entzugssymptomatik ähnelt der eines Morphin- / Heroin-Entzuges (Muskelkrämpfe, Spasmen, Schmerzen usw.).

5.1.1.1.4 Fahrtüchtigkeit unter dem Einfluss von Methadon Die Fahrtüchtigkeit kann auch bei bestimmungsgemäßem Gebrauch von Methadon beeinträchtigt sein (Reaktionsvermögen, Sedierung). Bei erfolgreicher Einstellung auf Methadon sowie bei langzeitiger Substitution liegt, eine verordnungsgemäße Einnahme vorausgesetzt, keine Methadon-bedingte Fahrunsicherheit vor. In Kombination mit anderen zentral-dämpfenden Substanzen und/oder bei falscher Dosierung kann eine Fahruntüchtigkeit vorliegen. Dies gilt auch für den Beginn einer Methadonsubstitution. Die Bewertung der Fahrtüchtigkeit sollte initial durch den behandelnden Arzt unter Berücksichtigung der individuellen Reaktion und der jeweiligen Dosierung stattfinden.

5.1.1.2 Buprenorphin

Buprenorphin ist ein Opioid, das in vergleichbarer Weise eingesetzt wird wie Methadon, allerdings bei gleichzeitig längerer Wirkungsdauer wesentlich niedriger dosiert werden kann. Es wirkt gegenüber Morphin weniger intensiv, wobei auch hier die schmerzstillende Wirkung neben der Auslösung einer Euphorie und einer Angstlösung im Vordergrund steht. Sedierung und Engstellung der Pupillen sind hier wegen der unterschiedlichen Wirkung an verschiedenen Rezeptoren im Gegensatz zu Morphin oder Heroin weniger intensiv zu erwarten, allerdings wird auch auf die Möglichkeit eines „Sich-komisch-Fühlens", einer herabgesetzten Konzentrationsfähigkeit, Schläfrigkeit und eines Schwindelgefühls im Stehen hingewiesen. Bei dem Wirkstoff handelt es sich um einen partiellen μ-Rezeptor-Opiat-Agonisten, mit einer 30–50-mal stärkeren und auch länger anhaltenden analgetischen Wirkung als Morphin.

Trotz gewisser antagonistischer Eigenschaften besitzt Buprenorphin ein Suchtpotential und fällt daher ebenfalls unter das Betäubungsmittelrecht. Der Wirkstoff Buprenorphin wird im Rahmen der Substitutionstherapie bei Drogenabhängigkeit angewendet. Im menschlichen Körper wird Buprenorphin in der Leber zu dem ebenfalls aktiven Metaboliten Norbuprenorphin desalkyliert und dann zu Buprenorphin- bzw. Norbuprenorphin-Glucuroniden verstoffwechselt. Gegenüber Methadon weist Buprenorphin ein geringeres Missbrauchs- und Abhängigkeitspotential und geringere Nebenwirkungen auf.

5.1.1.2.1 Applikationsformen In Deutschland ist Buprenorphin in Form von Sublingualtabletten, Injektionslösungen und transdermalen Pflastern zugelassen. Bei oraler Applikation ist die Bioverfügbarkeit sehr gering, da Buprenorphin einen ausgeprägten First-Pass-Effekt (Metabolisierung einer Substanz in der Leber nach der Resorption im Magen-Darm-Trakt) aufweist. Daher findet diese Aufnahmeform kaum Anwendung. Missbräuchlich angewendet, wird Buprenorphin meist nasal oder intravenös konsumiert.

5.1.1.2.2 Halbwertzeit und Nachweisbarkeit Bei parenteraler Applikation beträgt die HWZ 2–4 Std.. Bei Sublingualtabletten 18–49 Std. Im Rahmen der Substitutionstherapie ergibt sich daraus eine Nachweisbarkeitsdauer von mehreren Tagen (Blut und Urin).

5.1.1.2.3 Wirkung von Buprenorphin Buprenorphin wird in der Schmerz- und Substitutionstherapie eingesetzt. Die analgetische Wirkdauer beträgt 6–8 Std. (selten bis zu 72 Std.). Die Wirkung tritt bei intravenöser Applikation nach 10–30 Min., sublingual nach 20–60 Min. und transdermal nach 45–100 Min. ein. Sedierung, Miosis, Benommenheit, Schwindel, Euphorie und Halluzinationen können als Nebenwirkungen auftreten. Beim missbräuchlichen, nasalen Konsum kann eine schnellere Anflutung angenommen werden. Im Vordergrund steht jedoch die analgetische Wirkung. Die therapeutische Breite ist groß, sodass 10- bis 20-fache Überdosierungen ohne wesentliche Nebenwirkungen vertragen werden (sublinguale Aufnahme). Bei Missbrauch von Buprenorphin kann es vor allem in Kombination mit Alkohol und/oder Heroin/Morphin zu schneller Gewöhnung mit Dosissteigerung und anschließendem Opioidentzugssyndrom kommen.[24] Im Vergleich zur sublingualen Aufnahme kann beim missbräuchlichen, nasalen Konsum eine schnellere Anflutung und stärkere Wirkung angenommen werden.

5.1.1.2.4 Therapeutische Anwendungen von Buprenorphin Zu Beginn einer Substitution werden 2–4 mg empfohlen, dann meist weitere 2 mg alle zwei Stunden bis 16–32 mg/Tag erreicht sind. Zu geringe Dosierungen können aufgrund des partiell antagonistischen Wirkmechanismus von Buprenorphin eine Entzugssymptomatik auslösen oder verstärken. Dies gilt auch für die Umstellung von Methadon auf Buprenorphin. Treten keine Entzugserscheinungen auf, ist die Dosis in der Regel ausreichend.

5.1.1.2.5 Fahrtüchtigkeit unter dem Einfluss von Buprenorphin Siehe Methadon.

5.2 Benzodiazepine

Benzodiazepine werden als Tranquilizer (beruhigend), Anxiolytika (angstlösend), Sedativa (sedierend), Hypnotika (schlaffördernd) Myotonolytika (muskelentspannend) und Antiepileptika (krampflösend, z. B. im Status epilepticus) eingesetzt. Sie können auch amnestisch (Erinnerung für die Zeit der Wirkdauer fehlt; auch anterograde Amnesie) und leicht stimmungsaufhellend wirken. Alle Benzodiazepine binden als Agonisten an $GABA_A$-Rezeptoren (inhibitorische Rezeptoren des ZNS). Man unterscheidet kurz wirksame, mittellang wirksame und lang wirksame Benzodiazepine. Kurz wirksame Benzodiazepine werden durch Hydroxylierung zu inaktiven Metaboliten abgebaut, mittellang wirksame Benzodiazepine werden durch Glucuronidierung inaktiviert und lang wirksame Benzodiazepine werden zu aktiven Metaboliten verstoffwechselt und schließlich über Glucuronidierung eliminiert. So wird z. B. Diazepam zu den wirksamen Metaboliten Nordazepam, Temazepam und Oxazepam metabolisiert. Benzodiazepine haben bereits in niedrigen Dosierungen ein hohes psychisches und physisches Abhängigkeitspotential. Im Folgenden sollen die Benzodiazepine als Substanzgruppe behandelt werden. Die sogenannten Z-Substanzen (Z-Medikamente, Z-Drugs) sind eine Klasse von verschreibungspflichtigen Medikamenten zur Behandlung von Schlafstörungen, insbesondere Ein- und Durchschlafstörungen, deren Wirkstoffnamen mit „Z" beginnen (z. B. Zolpidem, Zopiclon und Zaleplon). Z-Substanzen gelten als Alternative zu den häufig verschriebenen Benzodiazepinen, die starke Nebenwirkungen wie Tagesmüdigkeit und verminderte Reaktionsfähigkeit zur Folge haben.

Z-Substanzen unterscheiden sich chemisch von den Benzodiazepinen, haben jedoch eine ähnliche Wirkungsweise (vermehrte Ausschüttung des Neurotransmitters Gamma-Amino-Buttersäure (GABA) und Agonisten an GABA-Rezeptoren). Sie haben eine dämpfende Wirkung und ermöglichen somit ein leichteres Einschlafen, wirken schlafanstoßend, anxiolytisch, antikonvulsiv und muskelrelaxierend, haben jedoch im Gegensatz zu den Benzodiazepinen in niedriger Dosierung keinen Einfluss auf die verschiedenen Schlafphasen; es werden weder Tief- noch Traumschlafphase (REM-Schlafphase) beeinflusst, wodurch es zu einem erholsamen Schlaf kommt. Benzodiazepine und Z-Substanzen werden in der Regel in Tablettenform oral verabreicht.

5.2.1 Halbwertzeit und Nachweisbarkeit

In **Tabelle 5.3** sind die Halbwertzeiten der wichtigsten Vertreter der Benzodiazepine und Z-Substanzen aufgeführt. Die Nachweisbarkeit der Benzodiazepine beträgt in der Regel ein bis mehrere Tage. Die Z-Substanzen haben eine Wirkdauer von lediglich 2 bis 8 Std. und werden somit auch schneller vom Körper abgebaut als Benzodiazepine.

Tabelle 5.3: **Häufig eingesetzte Benzodiazepine***

Wirkstoff	**HWZ [Std]**	**10 mg Diazepam entsprechen [mg]**	**Therapeutischer Bereich [µg/L]**
Alprazolam	6–20	0,5	5–80
Bromazepam	8–22	5–6	50–200
Chlordiazepoxid	6–24 Metaboliten 50–90	25	400–3000
Clobazam	10–32 Metaboliten 50–90	20	30–300
Clonazepam	2 –60	0,5	4–80
Clorazepate (Nordazepam)	40–80	15	20–800
Diazepam	24–48 Metaboliten 50–100	10	100–2500
Estazolam	10–24	1–2	50–200
Flunitrazepam	10–20	1	5–15
Flurazepam	Ca. 2 Metaboliten bis 100	15–30	20–100
Halazepam	30–40	20	20–800
Ketazolam	1–3	15–30	1–20
Loprazolam	11–20	1–2	3–10
Lorazepam	10–40	1	20–250
Lormetazepam	10–15	1–2	2–25
Medazepam	2–5 Metaboliten 50–80	10	100–500
Midazolam	1,5–3	i. d. R. nur klinische Anwendung	40–250
Nitrazepam	20–30	10	30–100
Nordazepam	40–80	10	20–800
Oxazepam	6–20	20	20–1500
Prazepam	1–3 Metaboliten 50–90	10–20	20–700
Quazepam	25–41	20	10–50
Temazepam	6–25	20	20–150
Tetrazepam	10–26	Zentral wirksames Muskelrelaxans mit zusätzlicher anxiolytischer und hypnotischer Wirkung	50 - 600
Triazolam	2–5	0,5	2–20
Benzodiazepin-ähnliche Wirkstoffe (Z-Substanzen)			
Zaleplon	Ca. 1	20	ca. 1–100
Zolpidem	2–5	20	80–150
Zoplicon	3,5–8	15	10–150

* nach [49][61]

5.2.2 Wirkungen von Benzodiazepinen

Wie bereits erwähnt können Benzodiazepine und Z-Substanzen angstlösend, krampflösend, muskelentspannend, beruhigend, schlafförderndm, amnestisch (auch anterograd) und leicht stimmungsaufhellend wirken. Beide Substanzgruppen besitzen jedoch ein hohes Abhängigkeitspotential, welches umso größer ist, je höher die Dosis und je länger die Einnahmedauer. Nach mehrwöchigem Gebrauch muss eine stufenweise Entwöhnung stattfinden, ohne die es zu starken Entzugserscheinungen kommen kann. Bereits nach 10–14 Tagen kann es zu psychischer und physischer Abhängigkeit kommen.

Aufgrund der langen HWZ einzelner Vertreter dieser Substanzgruppe können starke Sedierungen auftreten, da Muttersubstanz oder ein aktiver Metabolit der vorangegangenen Dosis noch vorhanden sind. Symptome einer akuten Intoxikation sind unter anderem Benommenheit, Ataxie, Verwirrung und Koma. Bei hohen Dosierungen kann es zu anterograder Amnesie kommen. Weiter kann eine bestehende Atemdepression vertieft werden. Chronische Intoxikationen manifestieren sich häufig in Form von anhaltender Gleichgültigkeit und Desinteresse (sog. Indolenzsyndrom). Bei Dauereinnahme können zudem paradoxe Wirkungen wie Agitiertheit, Verwirrtheit, Angst und Schlafstörungen auftreten.

Häufig wird angenommen, dass eine Überdosierung von Benzodiazepinen zu keinen letalen Monointoxikationen führt. Obwohl tödliche Benzodiazepin-Intoxikationen selten sind, können z. B. Atemdepression, Bradykardie und Hypothermie zum Tod führen. Das Risiko letaler Intoxikationen erhöht sich bei gleichzeitiger Einnahme anderer zentral dämpfender Substanzen (Ethanol, Opiate, Opioide).

Die kurze Wirkdauer der Z-Substanzen führt häufig zu zeitnahen, wiederholten Einnahmen. Das Risiko für unerwünschte Wirkungen wie Müdigkeit am Morgen (Hang-over), kognitive Einschränkungen, wie Gedächtnis- und Aufmerksamkeitsstörungen und verringerte Reaktionsgeschwindigkeiten nimmt entsprechend zu.

5.2.3 Fahrtüchtigkeit unter dem Einfluss von Benzodiazepinen

Im Allgemeinen können Benzodiazepine auch bei bestimmungsgemäßem Gebrauch die erforderliche Aufmerksamkeit und das Reaktionsvermögen so weit einschränken, dass die Fähigkeit zur aktiven Teilnahme am Straßenverkehr oder zum Bedienen von Maschinen erheblich beeinträchtigt wird. Dies gilt umso mehr bei Überdosierungen, Mischkonsum mit anderen zentral dämpfenden Substanzen und bei einer vorliegenden Entzugssymptomatik. Für Berufskraftfahrer sind Benzodiazepine kontraindiziert.

5.2.4 Besonderheiten

- Benzodiazepine werden in klinischen Schnelltests oder anderen Screening-Verfahren nicht immer differenziert betrachtet. Immunchemische Verfahren detektieren meist die Gruppe der Benzodiazepine und unterscheiden die einzelnen Vertreter nicht. Hier kann es zu Fehlinterpretationen von Befunden durch Behörden kommen. Nimmt man z. B. an, dass auf dem Befund eines immunchemischen Verfahrens „Benzodiazepine: > 500 µg/L (Cut-off: 50 µg/L)“ vermerkt ist, dann ergibt sich daraus zunächst nur ein rein qualitativ positiver Nachweis von Benzodiazepinen im Blut oder Urin. Die Konzentrationsangabe könnte in diesem Fall ebenso durch „positiv“ oder „nachgewiesen“ ersetzt werden, da es sich nicht um die Quantifizierung eines einzelnen Analyten handelt.
- Bei einem Nachweis von Benzodiazepinen sollte stets geprüft werden, ob diese möglicherweise nach einem Ereignis im Rahmen einer (notfall-)medizinischen Behandlung gegeben wurden (z. B. Midazolam).

5.3 Sonstige ausgewählte Medikamente

Prinzipiell kann die Verkehrstüchtigkeit durch eine Vielzahl von Medikamenten beeinträchtigt werden. Gerade zu Beginn einer Therapie oder beim Präparatewechsel kann die Fahrtüchtigkeit erheblich beeinträchtigt sein. Einige relevante Arzneimittelgruppen, deren Wirkungen bzw. Nebenwirkungen die sichere Teilnahme am Straßenverkehr beeinflussen können, sind in **Tabelle 5.4** aufgelistet.

Tabelle 5.4: **Möglicherweise die Verkehrstüchtigkeit beeinflussende Arzneimittel** (Diese Aufzählung erhebt keinen Anspruch auf Vollständigkeit)

Arzneimittelgruppe	Wirkstoffbeispiele
Antiasthmatika	Theophyllin, Adrenalin, Ephedrin, versch. Glucocorticoide, versch. Sympathomimetika
Antidepressiva	Doxepin, Trimipramin, Maprotilin, Mirtazapin
Antidiabetika	Insulin, Metformin, Glibenclamid, Sitagliptin
Antiepileptika	Clonazepam, Levetiracetam, Carbamazepin, Valproinsäure, Lamotrigin, Pregabalin, Gabapentin
Antihistaminika	Dimenhydrinat, Diphenhydramin, Doxylamin, Promethazin
Antihypertonika	Clonidin, Methyldopa, Ramipril, Metoprolol, Furosemid
Barbiturate	Phenobarbital, Thiopental
Digitalis-Glykoside	Digoxin, Digitoxin, Proscillaridin
Grippemittel	Pseudoephedrin, Acetylsalicylsäure, Paracetamol, Coffein
Muskelrelaxanzien	Atracurium, Baclofen, Guaifenesin, Tolperison
Anästhetika	Ketamin, Propofol, Etomidat
Neuroleptika	Amisulprid, Risperidon, Haloperidol, Olanzapin, Clozapin, Quetiapin, Lithium, Levomepromazin, Promazin, Clorprothixen, Aripiprazol
Nicht-steroidale Antiphlogistika	Etoricoxib, Diclofenac, Ibuprofen, Naproxen, Acetylsalicylsäure

Einige verkehrsmedizinisch relevante unerwünschte Arzneimittelwirkungen (UAW) sind in **Tabelle 5.5** gelistet.

Tabelle 5.5: **UAW ausgewählter Arzneimittelgruppen**

Arzneimittelgruppe	UAW-Beispiele
Antidepressiva	Sedation (Müdigkeit und Aufmerksamkeitsstörungen), Tremor, Schwindel, Suizidneigung kann erhöht werden, erhöhte Krampfneigung bei bestehender Epilepsie
Antiepileptika	Müdigkeit und Aufmerksamkeitsstörungen, Reizbarkeit, Aggressivität, Euphorie, Verwirrung, Halluzinationen, Schwindel, Tremor, Koordinations- und Gleichgewichtsstörungen, Suizidgedanken
Antihistaminika	Müdigkeit, Kopfschmerzen, Benommenheit, Übelkeit
Digitalisglykoside	Herzrhythmusstörungen, Übelkeit, Sehstörungen, Kopfschmerzen, Verwirrtheit/Delirium, Halluzinationen
Neuroleptika / Antipsychotika	Extrapyramidal-motorische Störungen, Sedation (zu Beginn einer Behandlung bei allen Antipsychotika), Krämpfe (bei bestehender Krampfneigung)

Bei Multimedikation kann die Fahrtüchtigkeit auch durch Wechselwirkungen der Medikamente beeinträchtigt werden. Diese sind in ihrer Ausprägung oft nicht vorhersehbar.Die Gefahr für das Auftreten und die Anzahl von Wechselwirkungen steigt exponentiell mit der Anzahl der eingenommenen Medikamente (gilt insbesondere für Arzneimittel mit entsprechenden Warnhinweisen für die Teilnahme am Straßenverkehr).[31]

6 Substanzscreening mittels immunchemischer Verfahren

Immunchemische Screeningverfahren zur Erfassung von Drogen und Medikamenten sind Verfahren, welche direkt im Serum und Urin angewendet werden können. Es gibt eine Vielzahl verschiedener Testsysteme mit jeweils unterschiedlichen Anforderungen und Sensitivitäten.

Bei der Beurteilung von Ergebnissen immunchemischer Screeningverfahren sind hinweisgebende Analysen von identifizierenden Analysen zu unterscheiden. In der Regel sind immunchemische Analysen lediglich hinweisgebend und liefern folglich nur qualitative Ergebnisse (positiv oder negativ). Nur in Ausnahmefällen können bei sog. monospezifischen Analysen (z. B. Paracetamol) quantitative Werte akzeptiert werden. Meist wird jedoch auf das Vorhandensein von Substanzgruppen (z. B. Benzodiazepine, Opiate oder Cannabinoide) geprüft. Eine quantitative Aussage bezüglich eines Analyten ist also nicht möglich (siehe auch Kapitel 5.2.4 auf Seite 97). Immunchemische Vortests dienen der Vorauswahl für weitere bestätigende chromatographische Verfahren und liefern kein gerichtsfestes Ergebnis.

Zur Abgrenzung positiver und negativer Befunde werden sog. Cut-off-Werte verwendet (Entscheidungsgrenze). Der Cut-off-Wert kann als Zahlengröße (z. B. Konzentrationseinheit oder dimensionslose Zahl) definiert werden. Unterhalb des Cut-off-Wertes wird ein Analyseergebnis als negativ bewertet. Dementsprechend gelten Werte oberhalb des Cut-off-Wertes als positiv. Der Cut-off-Wert ist stets abhängig von der Substanzgruppe, der Analytik sowie der Fragestellung (z. B. klinische oder forensische Fragestellung) und liegt in der Regel deutlich über der Nachweisgrenze eines Analyseverfahrens.

Merke:

Immunchemische Screeningverfahren liefern in der Regel lediglich Hinweise auf das Vorhandensein einer Substanzgruppe. Positive Befunde (Analyseergebnisse oberhalb des Cut-off-Wertes) sollten stets chromatographisch bestätigt werden.

7 Pseudoernüchterung (Ernüchterungseffekt)

Der Begriff „Pseudoernüchterung" beschreibt einen Ernüchterungseffekt, der in der forensischen Medizin diskutiert wird. Gemeint ist die Kompensation von Leistungsdefiziten (Ausfallerscheinungen) durch die Ausschüttung von Katecholaminen in besonderen Stresssituationen. Dadurch kann eine z. B. durch Drogen oder Alkohol deutlich beeinflusste Person für einen zeitlich begrenzten Zeitraum völlig unauffällig und adäquat reagieren. Die Dauer dieses Effekts scheint vom Grad der Beeinträchtigung (z. B. Ausmaß der Alkoholisierung oder des Drogenrausches) abhängig zu sein und hält wahrscheinlich nicht länger als einige Minuten an. In der Literatur finden sich jedoch keine Angaben. Voraussetzung für das Auftreten einer Pseudoernüchterung scheint die Wahrnehmung einer Kontroll- bzw. Untersuchungssituation zu sein sowie die damit verbundene Bedeutung und die möglicherweise strafrechtlichen Folgen (die Erkenntnis etwas Unrechtes getan zu haben).

Während der Kontroll- bzw. Untersuchungssituation kann es einer Person dann möglich sein, mit Willenskraft die vorliegenden Leistungsdefizite zu kompensieren. Folglich kann es z. B. bei einer ärztlichen Untersuchung zu unauffälligen Ergebnissen bzw. Befunden ohne Zeichen einer Beeinträchtigung kommen. Theoretisch kann die Pseudoernüchterung zu Fehleinschätzungen bei der Beurteilung der Frage nach der Fahrtüchtigkeit führen.

Hinweisgebend für eine Pseudoernüchterung können z. B. deutliche Unterschiede im Zustandsbild einer Person bei Erstkontakt (meist durch Polizeibeamte oder Zeugen) und der später durchgeführten ärztlichen Untersuchung sein.

8 Schuldfähigkeit (bei Intoxikationen)

Grundsätzlich geht der Gesetzgeber davon aus, dass jede Person ab dem 14. Lebensjahr voll schuldfähig ist. Personen unter 14 Jahren sind schuldunfähig (siehe § 19 StGB). Da in Deutschland stets basierend auf der Schwere der Schuld (persönliche Vorwerfbarkeit und Verantwortlichkeit) bestraft wird, ist die Schuldfähigkeit folglich die Voraussetzung dafür, dass eine Person für eine Straftat verantwortlich gemacht werden kann (keine Strafe ohne Schuld). Die Schuldunfähigkeit und die verminderte Schuldfähigkeit sind weiter in den §§ 20 und 21 StGB geregelt:

§ 20 StGB [Schuldunfähigkeit wegen seelischer Störungen]

Ohne Schuld handelt, wer bei Begehung der Tat wegen einer krankhaften seelischen Störung, wegen einer tiefgreifenden Bewusstseinsstörung oder wegen Schwachsinns oder einer schweren anderen seelischen Abartigkeit unfähig ist, das Unrecht der Tat einzusehen oder nach dieser Einsicht zu handeln.

§ 21 StGB [Verminderte Schuldfähigkeit]

Ist die Fähigkeit des Täters, das Unrecht der Tat einzusehen oder nach dieser Einsicht zu handeln, aus einem der in § 20 bezeichneten Gründe bei Begehung der Tat erheblich vermindert, so kann die Strafe nach § 49 Abs.1 gemildert werden.

Folglich handelt eine Person ohne Schuld bzw. mit verminderter Schuld, wenn die **Einsichtsfähigkeit** (fähig, das Unrecht der Tat einzusehen) und/oder **Steuerungsfähigkeit** (fähig, nach dieser Einsicht zu handeln) zum Zeitpunkt der Tat aufgehoben bzw. erheblich vermindert ist.

Die Einsichts- und/oder Steuerungsfähigkeit können aufgehoben oder erheblich vermindert sein bei:

- **Krankhafter seelischer Störung:** endogene Psychosen (z. B. Schizophrenie), exogene Psychosen (hirnorganische Ursache), Intoxikationspsychosen (Beeinträchtigung durch Rauschmittel, Medikamente, Gifte)
- **Tiefgreifender Bewusstseinsstörung:** z. B. Erschöpfungszustände, Affekte, Übermüdung
- **Schwachsinn:** Intelligenzschwäche
- **Schweren anderen seelischen Störungen:** z. B. Triebstörungen

Der Sachverständige bei Gericht prüft, ob die Voraussetzungen der §§ 20,21 StGB gegeben sind. Basierend auf den bekannt gewordenen Anknüpfungstatsachen, soll die Einsichts- und/oder Steuerungsfähigkeit einer Person bei Begehung der Tat beurteilt werden. Worte wie Schuld, schuldfähig, schuldhaft, schuldig, unschuldig, ohne Schuld usw. sollten vermieden werden.

Straftaten unter dem Einfluss von Alkohol, Drogen und Medikamenten zählen zu den Intoxikationspsychosen (krankhafte seelische Störung). Grundsätzlich sollte immer eine Gesamtbetrachtung vorgenommen werden:

- Verhalten des Beschuldigten bzw. Angeklagten vor, während und nach der Tat
- Besondere situative und konstellative Faktoren sind zu berücksichtigen (z. B. Müdigkeit, Alkohol, Affektlage, Alter etc.)

Beurteilungskriterium ist das sogenannte psycho-physische Leistungsbild. Als Hilfestellung kann folgende Auflistung dienen, die wichtige Orientierungspunkte bei der Beurteilung der Schuldfähigkeit nennt:

Tabelle 8.1: **Checkliste zur Beurteilung der Schuldfähigkeit bei Intoxikationen***

Bewusstsein: klar, getrübt, eingeengt
Gedächtnis: erhalten, lückenhaft
Orientierung: vorhanden, gestört (räumlich, zeitlich, zur Person)
Wahrnehmung: normal, Sinnestäuschung, illusionäre Verkennung, Halluzinationen
Denken: Ideenflucht, zerfahren, inkohärent, gehemmt
Stimmung: gehoben, gedrückt, ängstlich, gespannt, zornig, aggressiv, gleichgültig
Antriebslage: Erregung, Hemmung
Vigilanz: konzentrative und distributive Aufmerksamkeit
Affektivität: Depression, Euphorie (siehe Stimmung)
Grobmotorik
Feinmotorik
Koordinationstests
Drehnystagmus
Zielstrebigkeit?
Durchsetzungsfähigkeit gegen Widerstände?
Planung, Vorsicht, Umsicht, Sorgfalt?
Äußere Verhaltensmerkmale: Kooperationsfähigkeit, erforderliche Kommunikation usw.?
Hemmschwelle bei dem konkreten Delikt?
Zeitdauer, um Entscheidungen reflektiert treffen zu können?
Adäquates Nachtatverhalten?

* nach [46]

Gegen eine erhebliche Beeinträchtigung der Einsichts- und Steuerungsfähigkeit spricht z. B.:[57]

- **Planung und/oder Ankündigung der Tat**
- **Komplexes Tatgeschehen mit vielen Handlungsakten**
- **Logische und schlüssige Handlungssequenzen**
- **Motorische Kombinationsleistungen**
- **Umsichtiges Reagieren auf unerwartete Änderungen**
- **Detailreiche Erinnerung**
- **Erhaltene Introspektionsfähigkeit**

Die Prüfung der psycho-physischen Kriterien soll sich beziehen auf den Zustand des Beschuldigten bzw. Angeklagten **„zum Zeitpunkt der Tat"**, auch wenn darauf häufig retrospektiv geschlossen werden muss.

Eine festgestellte Intoxikation kann Anlass sein, die Einsichts- und/oder Steuerungsfähigkeit einer Person zu prüfen. Dabei entfaltet das Ausmaß der Intoxikation zunächst nur eine Indizwirkung, d. h. je höher der gemessene Wert, umso eher ist eine Beeinträchtigung zu prüfen bzw. anzunehmen. Für Alkohol gilt die Faustformel:

≥ 2,0‰ = Prüfung des § 21 StGB

≥ 3,0‰ = Prüfung des § 20 StGB (≥ 3,3‰ bei Delikten mit hoher Hemmschwelle (z. B. Tötungsdelikt)

Bei Mischintoxikationen, besonderer emotionaler Erregung und/oder fehlender Gewöhnung an Alkohol sollte eine Prüfung auch bei niedrigeren BAK-Werten stattfinden.

Bei Drogen- oder Medikamentenkonsum erfolgt die Prüfung der Einsichts- und/oder Steuerungsfähigkeit grundsätzlich wie beim Alkohol. Da keine strenge Dosis-Wirkungs-Beziehung besteht, kann die Indizwirkung der gemessenen Konzentration bei Drogen und Medikamenten deutlich geringer sein als beim Alkohol.

Bei Suchterkrankungen kann es je nach Phase der Suchterkrankung erhebliche Gewöhnungseffekte geben, sodass selbst bei hohen Drogen- bzw. Medikamentenkonzentrationen oder BAK-Werten von mehr als 3,00 ‰ keine nennenswerten Ausfallerscheinungen festzustellen sind, also keine Beeinträchtigung der Einsichts- und Steuerungsfähigkeit vorliegt. Bei Suchterkrankungen ist im Zweifelsfall ein psychiatrischer Sachverständiger zu empfehlen. Ein erheblicher Suchtdruck kann trotz äußerlich koordinierter und kontrollierter Tat zu einer erheblichen Beeinträchtigung der Einsichts- und Steuerungsfähigkeit führen, v. a. bei sog. direkter Beschaffungskriminalität Drogensüchtiger.

Merke:
Bei der Beurteilung der Schuldfähigkeit prüft der Sachverständige anhand des für den Zeitpunkt der Tat geschilderten psycho-physischen Leistungsbildes die Einsicht- und Steuerungsfähigkeit einer Person. Besonders bei Drogen besteht keine strenge Dosis-Wirkungs-Beziehung, sodass die gemessenen Konzentrationen nur eine Indizwirkung entfalten. Komplexe Beurteilungen der Schuldfähigkeit, jenseits einer alleinigen Beeinträchtigung der Schuldfähigkeit durch Alkohol, Drogen und Medikamente, sollten stets von einem Psychiater durchgeführt werden.

Literaturverzeichnis

[1] *(ed BGH)*. 1971.

[2] G. Berghaus et al. "Verkehrsrecht und rechtsmedizinische Aufgaben." In: *Handbuch gerichtliche Medizin Bd. 2.* Hrsg. von B. Madea und B. Brinkmann. Berlin, Heidelberg: Springer, 2003.

[3] A. Alt, U. Jensen und S. Seidl. "Berechnung der Blutalkohokonzentration aus Trinkmengenangaben unter Berücksichtigung individueller Parameter bei Frauen." In: *Blutalkohol* 35 (1998), S. 275–304.

[4] V. Auwärter u. a. "Empfehlung der Grenzwertkommission für die Konzentrationvon Tetrahydrocannabinol (THC) im Blutserum zur Feststellung des Trennungsvermögens von Cannabiskonsum und Fahren." In: *Blutalkohol* 52 (2015).

[5] R.C. Baselt, J.Y. Chang und D.M. Yoshikawa. "On the dermal absorption of cocaine." In: *J Anal Toxicol* 14 (1990), S. 383–384. DOI: 10.1093/jat/14.6.383.

[6] G. Berghaus und H. Grass. *Fahrsicherheit unter Alkoholwirkung.* In: Hrsg. von B. Madea und B. Brinkmann. Berlin, Heidelberg: Springer, 2003, S. 885–925.

[7] *BgVV Pressedienst. 26/97.*

[8] W. Bonte. *Begleitstoffe alkoholischer Getränke.* Lübeck: Max Schmidt-Römhild, 1987.

[9] H.F. Brettel. "Die Schockmechanismen in ihrer Bedeutung für die Alkoholbegutachtung." In: *Rechtsmedizin* 88 (1982), S. 165–171.

[10] *Bundesministerium der Justiz und für Verbraucherschutz.*

[11] "Cannabispatienten dürfen Auto fahren." In: *Deutsches Ärzteblatt* (2017).

[12] R. Dettmeyer. "Behandlungsfehler". In: *Medizin & Recht*. Berlin, Heidelberg: Springer, 2006.

[13] R. Dettmeyer und B. Madea. *Sachverständigenrecht, Begutachtungsfragen, Versicherungsmedizin*. In: *Handbuch gerichtliche Medizin. Bd. 2*. Hrsg. von Brinkmann B Madea B. Berlin Heidelberg: Springer, 2003, S. 1273–1318.

[14] R. Dettmeyer, H. Schütz und M. Verhoff. *Rechtsmedizin*. 2. Auflage. Berlin, Heidelberg: Springer, 2014.

[15] R. Dettmeyer, F. Veit und M. Verhoff. "Forensische Alkohologie und Toxikologie." In: *Rechtsmedizin*. Berlin, Heidelberg: Springer, 2019.

[16] R. Dettmeyer, M. Verhoff und H. Schütz. *Forensic Medicine*. Berlin, Heidelberg: Springer, 2014.

[17] H.C. Diener u. a. In: *Erkrankungen der Hirnnerven*. Hrsg. von H.C. Hopf und D. Kömpf. 2006.

[18] *DIN VDE 0405-3:1995-12. Ermittlung der Atemalkoholkonzentration, Teil 3: Meßverfahren*. DKE. Berlin: VDE Verlag, 1995.

[19] J. Ditt und G. Schulze. "Blutverlust und Blutalkohlkonzentration." In: *Blutalkohol* 1 (1962), S. 183–187.

[20] J. Ditt und G. Schulze. "Das Verhalten der Blutalkoholkurve beim Menschen nach Blutverlust und nach Gabe von Blutersatzmitteln." In: *Acta Med Leg Soc* 16 (1963), S. 71–76.

[21] B. Forster. "Über den Abfall des Blutalkoholspiegels nach traumatischer Bewusstlosigkeit." In: *Dtsch Z Ges Gerichtl Med* 47 (1958), S. 599–602.

[22] B. Forster und H. Joachim. *Blutalkohol und Straftat. Nachweis und Begutachtung für Ärzte und Juristen*. Stuttgart: Thieme, 1975.

[23] E. Freye. *Opioide in der Medizin*. 8. Auflage. Berlin, Heidelberg: Springer, 2010.

[24] T. Geschwinde. *Rauschdrogen*. Berlin, Heidelberg: Springer, 2007.

[25] T. Gilg, L.v. Meyer und E. Liebhardt. "Zur Bildung und Akkumulation von endogenem Methanol unter Äthanolbelastung." In: *Blutalkohol* 24 (1987), S. 321–332.

[26] F. Grotenhermen. "Pharmacokinetics and pharmacodynamics of cannabinoids." In: *Clin Pharmacokinet* 42 (2003), S. 327–360. DOI: 10.2165/0000\\3088-200342040-00003.

[27] O. Grüner und N. Bilzer. "Blut-Methanol-Konzentration nach Genuß von Wodka." In: *Blutalkohol* 22 (1982), S. 209–223.

[28] O. Grüner und N. Bilzer. "Zur Teilnahme chronischer Alkoholiker am Straßenverkehr." In: *Blutalkohol* 22 (1982), S. 209–223.

[29] O. Grüner und N. Bilzer. "Zum Methanolgehalt von Fruchtsäften." In: *Blutalkohol* 20 (1983), S. 241–252.

[30] H.T. Haffner u. a. "Concentration dependency of the BAC/-BrAC (blood alcohol concentration/breath alcohol concentration) conversion factor during the linear elimination phase." In: *Int J Legal Med* 117 (2003), S. 276–281. DOI: 10.1007/s00414-003-0384-5.

[31] *Hessisches Ärzteblatt*. Dez. 2006.

[32] B. Hoppe und H.-Th. Haffner. "Doppelblutentnahme und Alkoholanflutungsgeschwindigkeit in der Bewertung von Nachtrunkeinlassungen." In: 11 (7 1998), S. 265–270.

[33] R. Iffland und F. Grassnack. "Epidemiologische Untersuchung zum CDT und anderen Indikatoren für Alkoholprobleme im Blut alkoholauffälliger deutscher PKW-Fahrer." In: *Blutalkohol* 31 (1995), S. 26–41.

[34] "Innenministerkonferenz. Atemtest zur Alkoholanalyse im strafrechtlichen Bereich." In: *Blutalkohol* 38 (2001), S. 276.

[35] K. Jachau und D. Krause. "Zum Einfluss ethanolhaltiger Medikamente auf die Atemalkoholkonzentration, gemessen mit dem Alcotest 7110 Evidential MK III." In: *Blutalkohol* 43 (2006).

[36] K. Jachau u. a. "Zur Frage der Transformation von Atem- in Blutalkoholkonzentrationen. Experimentelle Untersuchung mit einem geeichten Atemalkoholtestgerät Alcotest 7110 Evidential MK III." In: *Rechtsmedizin* 10 (2000), S. 96–101.

[37] A.W. Jones. "Impact of Trauma, Massive Blood Loss and Administration of Resuscitation Fluids on a Person's Blood-Alcohol Concentration and Rate of Ethanol Metabolism." In: *Acad Forensic Pathol* 6 (2016), S. 77–88. DOI: 10.23907/2016.007.

[38] I. Klose und G. Darschin. "Ärztliche Berichte über Personen mit hohen Blutalkoholwerten." In: *Blutalkohol* 10 (1973), S. 410–411.

[39] D.W. Lachenmeier und J. Rehm. "Comparative risk assessment of alcohol, tobacco, cannabis and other illicit drugs using the margin of exposure approach." In: *Sci Rep* 5 (2015), S. 8126. DOI: 10.1038/srep08126.

[40] J. Lagois. "Dräger Alcotest 7110 Evidential – das Meßgerät zur gerichtsverwertbaren Atemalkoholanalyse in Deutschland." In: *Blutalkohol* 37 (2000), S. 77–91.

[41] W. Laves, F. Bitzel und E. Berger. *Der Straßenverkehrsunfall*. Stuttgart: Enke, 1956.

[42] S.D. Le u. a. "Occupational exposure to cocaine involving crime lab personnel." In: *J Forensic Sci* 37 (1992), S. 959–968.

[43] Maatz. "Checkliste zur Fahr(un)tüchtigkeit nach Drogenkonsum." In: *Blutalkohol* 37 (2000), S. 174.

[44] B. Madea. *Praxis Rechtsmedizin*. 2. Auflage. Berlin, Heidelberg: Springer, 2007.

[45] B. Madea und B. Brinkmann. *Handbuch gerichtliche Medizin Bd. 2*. Berlin, Heidelberg: Springer, 2003.

[46] B. Madea und R. Dettmeyer. *Basiswissen Rechtsmedizin*. Berlin, Heidelberg: Springer, 2007.

[47] A. Mehlitz und H. Drews. "Bedeutung von Methylalkohol in Fruchtsäften." In: *Flüssiges Obst* 27 (1960), S. 6–9.

[48] H. Meier und H.J. Vonesch. "Cannabis poisoning after eating salad". In: *Schweiz Med Wochenschr* 127 (1997), S. 214–218.

[49] F. Musshoff und B. Madea. "K.-O.-Mittel." In: *Rechtsmedizin* 18 (2008), S. 205–222.

[50] W. Naeve und B. Brinkmann. "Blutalkoholspiegel und Trunkenheitssignal nach Sturztrunk." In: *Blutalkohol* 42 (1971).

[51] S. Pfeiffers und U. Frank. "Der Einfluss von Körperparametern auf das Schluckvolumen bei gesunden Erwachsenen." In: *Spektrum Patholinguistik* 8 (2015), S. 239–242.

[52] *Presseinformation des Bundesinstituts für Risikobewertung.* Juli 2000.

[53] S. Razeja und I. Olszewska. "Der Einfluß des traumatischen Schocks auf die Geschwindigkeit der Alkoholelimination." In: *Zeitschrift für Rechtsmedizin* 86 (1981), S. 277–280.

[54] *Sachverständigen-Ausschuss für Verschreibungspflicht.* Bundesinstitut für Arzneimittel und Medizinprodukte. 2016.

[55] H. Satzger. "Die relevanten Grenzwerte der Blutalkoholkonzentration im Strafrecht." In: *Juristische Ausbildung* 4 (2013), S. 345–360.

[56] F. Schneider und H. Frister. *Alkohol und Schuldfähigkeit.* Berlin, Heidelberg: Springer, 2002.

[57] F. Schneider, H. Frister und D. Olzen. "Schuldfähigkeit und Verantwortlichkeit." In: *Begutachtung psychischer Störungen.* Berlin, Heidelberg: Springer, 2006.

[58] A. Schuff u. a. "Atemtemperatur und alveoläre Kontaktzeit – durch Hypo- und Hyperventilation beeinflussbare Faktoren der Atemalkoholkonzentration." In: *Blutalkohol* 39 (2002), S. 244–251.

[59] A. Schuff u. a. "Untersuchungen zum Quotienten BAK/AAK in der Resorptionsphase und dessen Bedeutung für die Wartezeit bei der Atemalkoholmessung." In: *Blutalkohol* 39 (2002), S. 145–153.

[60] K. Schulz. *Nachweis, Metabolismus und Eliminationskinetik getränkecharakteristischer Aromastoffe in Serumproben zur Überprüfung von Nachtrunkbehauptungen.* Aachen: Shaker, 2015.

[61] M. Schulz u. a. "Therapeutic and toxic blood concentrations of nearly 1,000 drugs and other xenobiotics." In: *Crit Care* 16 (2012), R136. DOI: 10.1186/cc11441.

[62] H. Schütz. "Klinisch-toxikologische Vorfelddiagnostik." In: *Hagers Handbuch der Pharmazeutischen Praxis.* Hrsg. von Schneemann H. et al. Berlin, Heidelberg: Springer, 1995.

[63] H. Schütz. *Screening von Drogen und Arzneimitteln mit Immunoassays.* Wiesbaden: Wissenschaftliche Verlagsabteilung Abbott GmbH, 1999.

[64] W. Schwerd. *Kurzgefasstes Lehrbuch der Rechtsmedizin für Mediziner und Juristen.* Köln: Deutscher Ärzteverlag GmbH, 1979.

[65] S. Seidl, U. Jensen und A. Alt. "The calculation of blood ethanol concentrations in males and females." In: *Int J Legal Med* 114 (2000), S. 71–77.

[66] M.A. El Sohly. "Urinalysis and casual handling of marijuana and cocaine." In: *J Anal Toxicol* 15 (1991), S. 46. DOI: `doi:10.1093/jat/15.1.46`.

[67] F. Stimmer. *Suchtlexikon.* Berlin: de Gruyter, 1999.

[68] A. Thierauf u. a. "Alkoholkonsummarker." In: *Rechtsmedizin* 21 (2011), S. 69–79.

[69] R. Urban u. a. "Begleitstoffanalyse nach Genuß von Fruchtsäften mit und ohne Zusatz von Äthylalkohol." In: *Blutalkohol* 21 (1984), S. 65–70.

[70] *Verordnung über die Verschreibungspflicht von Arzneimitteln. (Arzneimittelverschreibungsverordnung - AMVV) Anlage 1 (zu § 1 Nr. 1 und § 5) Stoffe und Zubereitungen nach § 1 Nr. 1.* URL: `https://www.gesetze-im-internet.de/amvv/anlage_1.html` (besucht am 22. 04. 2020).

[71] R. Iffland amd W. Kaschade, D. Hesen und P. Mehne. "Untersuchungen zur Bewertung hoher Methanolspiegel bei Begleitalkohol-Analysen." In: *Beitr. gerichtl. Med.* 42 (1984), S. 231–235.

[72] H.-J. Wagner. *Verkehrsmedizin – Unter Einbeziehung aller Verkehrswissenschaften.* Berlin, Heidelberg: Springer, 1984.

[73] H.H. Wellhörner. *Pharmakologie und Toxikologie.* 7. Auflage. Harms, 2014.

[74] H. Wittig u. a. "Beeinflussung des BAK-/AAK-Quotienten durch verschiedene Umgebungstemperaturen. Untersuchungen mit dem Alcotest 7110 Evidential MK III." In: *Blutalkohol* 37 (2000), S. 30–38.

[75] L. Zanaldi. "Über den Verlauf der Blutalkoholkurve nach Schädelverletzungen." In: *Deutsche Zeitschrift für die gesamte Gerichtliche Medizin* 44 (1955), S. 610–614.

[76] P. Zink und G. Reinhardt. "Die Berechnung der Tatzeit-BAK zur Beurteilung der Schuldfähigkeit." In: *Blutalkohol* (1976), S. 327.

Tabellenverzeichnis

Anhang

Entscheidungen in Leitsätzen (kurze Auswahl)

Schuldfähigkeit

Ab Blutalkoholkonzentrationswerten von 2,00 ‰ ist in den Urteilsgründen die Frage der verminderten Schuldfähigkeit stets zu erörtern. Das gilt insbesondere dann, wenn bei dem Angeklagten eine langjährige Alkohol- und Medikamentenabhängigkeit bestand und er trotz mehrmaliger Entgiftungen und einer durchgeführten Langzeittherapie weiterhin ein Alkoholproblem besaß.

— OLG Hamm, Beschl. v. 03.04.2006, Az. 3 Ss 71/06 - StGB § 21, StGB § 46

Cannabiskonsum

1. Auf regelmäßigen Cannabiskonsum kann bei kurzfristig erfolgenden Blutuntersuchungen nicht schon bei einem THC-Carbonsäurewert ab 75 Nanogramm pro Milliliter (= 75 Mikrogramm pro Liter), sondern erst ab 150 Nanogramm pro Milliliter geschlossen werden (hier: THC-Carbonsäurewert 120 µg/l = 120 ng/ml)

2. Jedenfalls ein den Grenzwert für die Anwendung des § 24a Abs.2 StVG von 1 Nanogramm pro Milliliter erheblich übersteigender THC-Blutwert eines Kraftfahrzeugführers (hier: 3,8 µg/l = 3,8 ng/ml) lässt den Schluss auf mangelndes Trennungsvermögen bei gelegentlichem Cannabiskonsum zu.

— OVG Lüneburg, Beschl. v. 11.07.2003 – Az. 12 ME 287/03 - § 46 Abs.1, Anl. 4 Nr.9 FeV; § 3 Abs.1 StVG

Fahruntüchtigkeit

Der Nachweis von Drogenwirkstoffen im Blut eines Fahrzeugführers rechtfertigt für sich allein noch nicht die Annahme der Fahruntüchtigkeit. Hierfür bedarf es vielmehr regelmäßig der Feststellung weiterer aussagekräftiger Beweisanzeichen; die Beeinträchtigung der Sehfähigkeit aufgrund einer drogenbedingten Pupillenstarre genügt hierfür nicht ohne weiteres.

— BGH, Beschl. v. 03.11.1998 – 4 StR 395/98 – NZV 1999, 48 - StGB § 316

Entzug der Fahrerlaubnis

1. Es ist im Hinblick auf die Gefährdung anderer Verkehrsteilnehmer rechtlich unbedenklich, dass die Behörde bei der Entziehung der Fahrerlaubnis die sofortige Vollziehung nicht nur ausnahmsweise, sondern in der Masse der Fälle anordnet.

2. Enthält der Ausgangsbescheid, mit dem die Behörde die Fahrerlaubnis gem. § 46 i.V.m. § 11 VIII FeV entzieht, alle für die Anwendung des § 11 VIII FeV wesentlichen Informationen, darf der auf die fehlende Bekanntgabe der Anordnung zur Beibringung eines Gutachtens über die Fahreignung gestützte Widerspruch ohne eine (erneute) Mitteilung nach § 11 VI 2 FeV zurückgewiesen werden, wenn der Widersprechende erklärt, zur Beibringung des geforderten Gutachtens nicht bereit zu sein.

3. Die gelegentliche Einnahme von Cannabis i.S. des § 14 FeV liegt schon dann vor, wenn ein einmaliger Konsum dieser Droge festgestellt worden ist (Festhalten an der Rechtsprechung des Beschwerdegerichts, ZfS 2005, 626 = BeckRS 29005, 28046).

4. Das Beschwerdegericht legt im Verfahren des vorläufigen Rechtsschutzes die Beurteilung der Grenzwertkommission (Beschluss vom 20.11.2002 zu § 24 a StVG; vgl. BVerfG [2. Kammer des Ersten Senats], NJW 2004, 349 [351]) zu Grunde, dass die Fahrtüchtigkeit bei einer THC-Konzentration von 1,0 ng/ml im Blut eingeschränkt sein kann.

— OVG Hamburg, Beschl. v. 15.02.2005 – 3 Bs 214105 - FeV §§ 11 VI, VIII, 14 I, 46 III; StVG § 24 a II

Verurteilung nach § 24a StVG

1. Bei der Auslegung und Anwendung des § 24a StVG darf nicht allein auf die festgestellte THC-Konzentration abgestellt werden, ohne zu prüfen, ob die Annahme des Gesetzgebers von der Identität der Wirkungs- und Nachweiszeit für das konsumierte Rauschmittel noch zutrifft.

2. Die Fachgerichte müssen daher berücksichtigen, dass die Wirkungsdauer von Cannabis bereits nach mehreren Stunden endet und daher bei einem Kfz-Führer, der die Fahrt erst viele Stunden nach der Einnahme des Rauschmittels angetreten hat, zum Zeitpunkt der noch später abgegebenen Blutprobe nicht mehr fortbestanden haben kann.

3. Demgemäß kann nicht mehr jeder Nachweis von THC im Blut eines Verkehrsteilnehmers für eine Verurteilung nach § 24 a Abs. 2 StVG ausreichen.

4. Festgestellt werden muss vielmehr eine Konzentration, die es als möglich erscheinen lässt, dass der untersuchte Kfz-Führer am Straßenverkehr teilgenommen hat, obwohl seine Fahrtüchtigkeit eingeschränkt war; das wird erst bei einer Konzentration von über 1 ng/ml anzunehmen sein.

— BVerfG, Beschl. v. 21.12.2004 – 1 BvR 2652/03 - § 24 a StVG

Trinkverlauf und Trinkende

Bei einer Verurteilung wegen Trunkenheit im Verkehr nach § 316 StGB sind Angaben zum Trinkverlauf und insbesondere zum Trinkende grundsätzlich nicht entbehrlich, um bestimmen zu können, wann die Resorption des aufgenommenen Alkohols abgeschlossen ist. Darauf kommt es bei Ermittlung der Tatzeit-Blutalkoholkonzentration an, weil die Resorption bis zu zwei Stunden dauern kann und deshalb die ersten zwei Stunden nach Trinkende grundsätzlich von einer BAK-Rückrechnung auszunehmen sind.

— BGH, Beschl. v. 25. September 2006 – 4 StR 322/06 - § 316 - Blutalkohol Vol. 44 (2007) 35

Verminderung der Steuerungsfähigkeit

Ob bei Betäubungsmitteln aufgetretene Entzugserscheinungen oder Angst vor Entzugserscheinungen zu einer erheblichen Verminderung der Steuerungsfähigkeit i. S. d. § 21 StGB geführt haben, ist eine Frage, die der Tatrichter und nicht der Sachverständige zu entscheiden hat. Dabei ist insbesondere auf die konkrete Erscheinungsform der Sucht bei dem zu beurteilenden Täter abzustellen. Auch die Verlaufsform der Sucht und die suchtbedingte Einengung des denk- und Vorstellungsvermögens sind in die notwendige Gesamtwürdigung des Zustands einzubeziehen.

— BGH, Urt. v. 02. November 2005 – 2 StR 389/05 § 21 Blutalkohol Vol 44 (2007) 37

Alkoholbedingte Fahrunsicherheit

Auch die bewusst verkehrswidrige Fahrweise – etwa während der Flucht vor der Polizei – kann ein Beweisanzeichen für alkoholbedingte – relative – Fahrunsicherheit des Fahrzeugführers sein.

— OLG Düsseldorf, Urt. v. 03.12.1996 – 5 Ss 325/96 – 92/96 I – NZV 199, 184, StGB § 316

Sachverständiger als Beweismittel

Ein Sachverständiger ist schon dann als geeignetes Beweismittel anzusehen, wenn er zwar keine sicheren und eindeutigen Schlüsse ziehen kann, seine Folgerungen die unter Beweis gestellte Behauptung aber als mehr oder weniger wahrscheinlich erscheinen lassen und hierdurch unter Berücksichtigung des sonstigen Beweisergebnisses Einfluss auf die Überzeugungsbildung des Gerichts erlangen können.

— BGH, Beschl. v. 31.05.1994 – 1 StR 86/94 NStZ 195, 97

Gesetzestexte

§ 316 StGB [Trunkenheit im Verkehr]

(1) Wer im Verkehr (§§ 315 bis 315e) ein Fahrzeug führt, obwohl er infolge des Genusses alkoholischer Getränke oder anderer berauschender Mittel nicht in der Lage ist, das Fahrzeug sicher zu führen, wird mit Freiheitsstrafe bis zu einem Jahr oder mit Geldstrafe bestraft, wenn die Tat nicht in § 315a oder § 315c mit Strafe bedroht ist.

(2) Nach Absatz 1 wird auch bestraft, wer die Tat fahrlässig begeht.

§ 315c StGB [Gefährdung des Straßenverkehrs]

(1) Wer im Straßenverkehr

1. ein Fahrzeug führt, obwohl er

   a) infolge des Genusses alkoholischer Getränke oder anderer berauschender Mittel oder

   b) infolge geistiger oder körperlicher Mängel

   nicht in der Lage ist, das Fahrzeug sicher zu führen, oder

2. ...

wird mit Freiheitsstrafe bis zu fünf Jahren oder mit Geldstrafe bestraft.

(2) In den Fällen des Absatzes 1 Nr. 1 ist der Versuch strafbar.

(3) Wer in den Fällen des Absatzes 1

1. die Gefahr fahrlässig verursacht oder

2. fahrlässig handelt und die Gefahr fahrlässig verursacht,

wird mit Freiheitsstrafe bis zu zwei Jahren oder mit Geldstrafe bestraft.

§ 20 StGB [Schuldunfähigkeit wegen seelischer Störungen]

Ohne Schuld handelt, wer bei Begehung der Tat wegen einer krankhaften seelischen Störung, wegen einer tiefgreifenden Bewusstseinsstörung oder wegen Schwachsinns oder einer schweren anderen seelischen Abartigkeit unfähig ist, das Unrecht der Tat einzusehen oder nach dieser Einsicht zu handeln.

§ 21 StGB [Verminderte Schuldfähigkeit]

Ist die Fähigkeit des Täters, das Unrecht der Tat einzusehen oder nach dieser Einsicht zu handeln, aus einem der in § 20 bezeichneten Gründe bei Begehung der Tat erheblich vermindert, so kann die Strafe nach § 49 Abs. 1 gemildert werden.

§ 63 StGB [Unterbringung in einem psychiatrischen Krankenhaus]

Hat jemand eine rechtswidrige Tat im Zustand der Schuldunfähigkeit (§ 20) oder der verminderten Schuldfähigkeit (§ 21) begangen, so ordnet das Gericht die Unterbringung in einem psychiatrischen Krankenhaus an, wenn die Gesamtwürdigung des Täters und seiner Tat ergibt, dass von ihm infolge seines Zustandes erhebliche rechtswidrige Taten, durch welche die Opfer seelisch oder körperlich erheblich geschädigt oder erheblich gefährdet werden oder schwerer wirtschaftlicher Schaden angerichtet wird, zu erwarten sind und er deshalb für die Allgemeinheit gefährlich ist. ...

§ 64 StGB [Unterbringung in einer Entziehungsanstalt]

Hat eine Person den Hang, alkoholische Getränke oder andere berauschende Mittel im Übermaß zu sich zu nehmen, und wird sie wegen einer rechtswidrigen Tat, die sie im Rausch begangen hat oder die auf ihren Hang zurückgeht, verurteilt oder nur deshalb nicht verurteilt, weil ihre Schuldunfähigkeit erwiesen oder nicht auszuschließen ist, so soll das Gericht die Unterbringung in einer Entziehungsanstalt anordnen, wenn die Gefahr besteht, dass sie infolge ihres Hanges erhebliche rechtswidrige Taten begehen wird. Die Anordnung ergeht nur, wenn eine hinreichend konkrete Aussicht besteht, die Person durch die Behandlung in einer Entziehungsanstalt innerhalb der Frist nach § 67d Absatz 1 Satz 1 oder 3 zu heilen oder über eine erhebliche Zeit vor dem Rückfall in den Hang zu bewahren und von der Begehung erheblicher rechtswidriger Taten abzuhalten, die auf ihren Hang zurückgehen.

§ 323a StGB [Vollrausch]

(1) Wer sich vorsätzlich oder fahrlässig durch alkoholische Getränke oder andere berauschende Mittel in einen Rausch versetzt, wird mit Freiheitsstrafe bis zu fünf Jahren oder mit Geldstrafe bestraft, wenn er in diesem Zustand eine rechtswidrige Tat begeht und ihretwegen nicht bestraft werden kann, weil er infolge des Rausches schuldunfähig war oder weil dies nicht auszuschließen ist.

(2) Die Strafe darf nicht schwerer sein als die Strafe, die für die im Rausch begangene Tat angedroht ist.

(3) Die Tat wird nur auf Antrag, mit Ermächtigung oder auf Strafverlangen verfolgt, wenn die Rauschtat nur auf Antrag, mit Ermächtigung oder auf Strafverlangen verfolgt werden könnte.

§ 24a StVG [0,5 Promille-Grenze]

(1) Ordnungswidrig handelt, wer im Straßenverkehr ein Kraftfahrzeug führt, obwohl er 0,25 mg/l oder mehr Alkohol in der Atemluft oder 0,5 Promille oder mehr Alkohol im Blut oder eine Alkoholmenge im Körper hat, die zu einer solchen Atem- oder Blutalkoholkonzentration führt.

(2) Ordnungswidrig handelt, wer unter der Wirkung eines in der Anlage zu dieser Vorschrift genannten berauschenden Mittels im Straßenverkehr ein Kraftfahrzeug führt. Eine solche Wirkung liegt

vor, wenn eine in dieser Anlage genannte Substanz im Blut nachgewiesen wird. Satz 1 gilt nicht, wenn die Substanz aus der bestimmungsgemäßen Einnahme eines für einen konkreten Krankheitsfall verschriebenen Arzneimittels herrührt.

(3) Ordnungswidrig handelt auch, wer die Tat fahrlässig begeht.

(4) Die Ordnungswidrigkeit kann mit einer Geldbuße bis zu dreitausend Euro geahndet werden.

(5) Das Bundesministerium für Verkehr und digitale Infrastruktur wird ermächtigt, durch Rechtsverordnung im Einvernehmen mit dem Bundesministerium für Gesundheit und dem Bundesministerium der Justiz und für Verbraucherschutz mit Zustimmung des Bundesrates die Liste der berauschenden Mittel und Substanzen in der Anlage zu dieser Vorschrift zu ändern oder zu ergänzen, wenn dies nach wissenschaftlicher Erkenntnis im Hinblick auf die Sicherheit des Straßenverkehrs erforderlich ist.

Anlage zu § 24 a StVG – Liste berauschender Substanzen (gem. Verordnung zur Änderung der Anlage zu § 24a des Straßenverkehrsgesetzes und anderer Vorschriften vom 06. Juni 2007, BGBl. I Nr. 26 v. 14. Juni 2007, S. 1045), inkl. empfohlener Grenzwert der GTFCh

Berauschendes Mittel	**Substanz**	**Grenzwert (Empfehlung der GTFCh) [µg/L]**
Cannabis	Tetrahydrocannabinol (THC)	1
Heroin	Morphin	10
Morphin	Morphin	10
Cocain	Benzoylecgonin	75
Cocain	Cocain	10
Amphetamin	Amphetamin	25
Designer-Amphetamin	Methylendioxyamphetamin (MDA)	25
Designer-Amphetamin	Methylendioxyethylamphetamin (MDE)	25
Designer-Amphetamin	Methylendioxymethamphetamin (MDMA)	25
Methamphetamin	Methamphetamin	25

§ 81a StPO [Körperliche Untersuchung; Blutprobe]

(1) Eine körperliche Untersuchung des Beschuldigten darf zur Feststellung von Tatsachen angeordnet werden, die für das Verfahren von Bedeutung sind. Zu diesem Zweck sind Entnahmen von Blutproben und andere körperliche Eingriffe, die von einem Arzt nach den Regeln der ärztlichen Kunst zu Untersuchungszwecken vorgenommen werden, ohne Einwilligung des Beschuldigten zulässig, wenn kein Nachteil für seine Gesundheit zu befürchten ist.

(2) Die Anordnung steht dem Richter, bei Gefährdung des Untersuchungserfolges durch Verzögerung auch der Staatsanwaltschaft und ihren Ermittlungspersonen (§ 152 des Gerichtsverfassungsgesetzes) zu. Die Entnahme einer Blutprobe bedarf abweichend von Satz 1 keiner richterlichen Anordnung, wenn bestimmte Tatsachen den Verdacht begründen, dass eine Straftat nach § 315a Absatz 1 Nummer 1, Absatz 2 und 3, § 315c Absatz 1 Nummer 1 Buchstabe a, Absatz 2 und 3 oder § 316 des Strafgesetzbuchs begangen worden ist.

(3) Dem Beschuldigten entnommene Blutproben oder sonstige Körperzellen dürfen nur für Zwecke des der Entnahme zugrundeliegenden oder eines anderen anhängigen Strafverfahrens verwendet werden; sie sind unverzüglich zu vernichten, sobald sie hierfür nicht mehr erforderlich sind.

§ 81c StPO [Untersuchung anderer Personen]

(1) Andere Personen als Beschuldigte dürfen, wenn sie als Zeugen in Betracht kommen, ohne ihre Einwilligung nur untersucht werden, soweit zur Erforschung der Wahrheit festgestellt werden muss, ob sich an ihrem Körper eine bestimmte Spur oder Folge einer Straftat befindet.

(2) Bei anderen Personen als Beschuldigten sind Untersuchungen zur Feststellung der Abstammung und die Entnahme von Blutproben ohne Einwilligung des zu Untersuchenden zulässig, wenn kein Nachteil für seine Gesundheit zu befürchten und die Maßnahme zur Erforschung der Wahrheit unerlässlich ist. Die Untersuchungen

und die Entnahme von Blutproben dürfen stets nur von einem Arzt vorgenommen werden.

(3) Untersuchungen oder Entnahmen von Blutproben können aus den gleichen Gründen wie das Zeugnis verweigert werden. Haben Minderjährige wegen mangelnder Verstandesreife oder haben Minderjährige oder Betreute wegen einer psychischen Krankheit oder einer geistigen oder seelischen Behinderung von der Bedeutung ihres Weigerungsrechts keine genügende Vorstellung, so entscheidet der gesetzliche Vertreter; § 52 Abs. 2 Satz 2 und Abs. 3 gilt entsprechend. Ist der gesetzliche Vertreter von der Entscheidung ausgeschlossen (§ 52 Abs. 2 Satz 2) oder aus sonstigen Gründen an einer rechtzeitigen Entscheidung gehindert und erscheint die sofortige Untersuchung oder Entnahme von Blutproben zur Beweissicherung erforderlich, so sind diese Maßnahmen nur auf besondere Anordnung des Gerichts und, wenn dieses nicht rechtzeitig erreichbar ist, der Staatsanwaltschaft zulässig. Der die Maßnahmen anordnende Beschluss ist unanfechtbar. Die nach Satz 3 erhobenen Beweise dürfen im weiteren Verfahren nur mit Einwilligung des hierzu befugten gesetzlichen Vertreters verwertet werden.

(4) Maßnahmen nach den Absätzen 1 und 2 sind unzulässig, wenn sie dem Betroffenen bei Würdigung aller Umstände nicht zugemutet werden können.

(5) Die Anordnung steht dem Gericht, bei Gefährdung des Untersuchungserfolges durch Verzögerung auch der Staatsanwaltschaft und ihren Ermittlungspersonen (§ 152 des Gerichtsverfassungsgesetzes) zu; Absatz 3 Satz 3 bleibt unberührt. § 81a Abs. 3 gilt entsprechend.

(6) Bei Weigerung des Betroffenen gilt die Vorschrift des § 70 entsprechend. Unmittelbarer Zwang darf nur auf besondere Anordnung des Richters angewandt werden. Die Anordnung setzt voraus, dass der Betroffene trotz Festsetzung eines Ordnungsgeldes bei der Weigerung beharrt oder dass Gefahr im Verzuge ist.